RÉPUBLIQUE FRANÇAISE
LIBERTÉ-ÉGALITÉ-FRATERNITÉ

Administration générale de l'Assistance publique à Paris

CONGRÈS
INTERNATIONAL DE LA TUBERCULOSE
1905

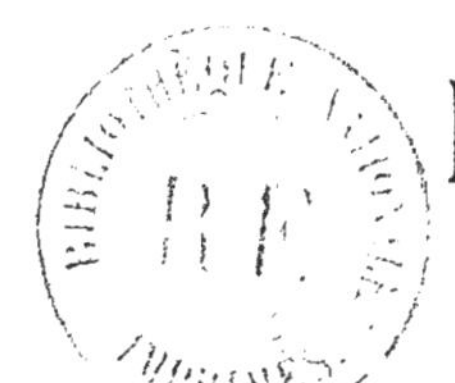

L'Œuvre
de
l'Assistance Publique à Paris
contre la tuberculose

(1896-1905)

BERGER-LEVRAULT ET Cie, ÉDITEURS

PARIS
5, RUE DES BEAUX-ARTS

NANCY
18, RUE DES GLACIS

1905

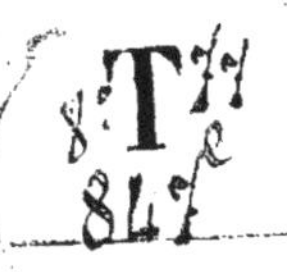

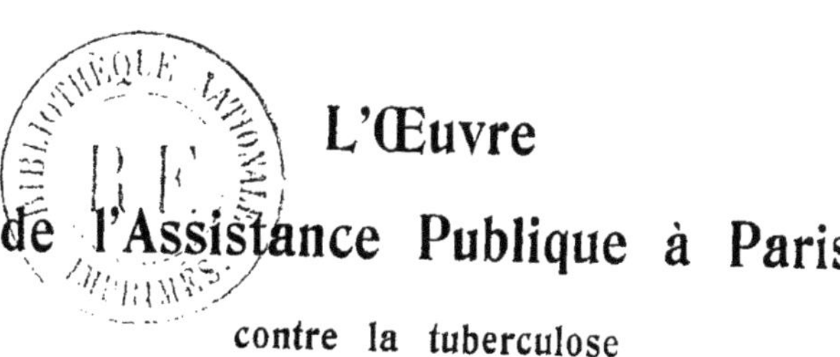

L'Œuvre de l'Assistance Publique à Paris

contre la tuberculose

Notices établies par les soins de M. André Mesureur, chef du cabinet du Directeur de l'Assistance publique à Paris.

Tous les renseignements relatifs aux services de l'Administration générale de l'Assistance publique à Paris seront fournis au cabinet du Directeur, 3, avenue Victoria, de 9 heures à 6 heures, tous les jours. (Téléphone: 105-24, 317-27, 317-28, 317-29.)

La bibliothèque de l'Administration est ouverte aux mêmes heures à Messieurs les congressistes qui y trouveront une salle de travail.

RÉPUBLIQUE FRANÇAISE
LIBERTÉ-ÉGALITÉ-FRATERNITÉ

Administration générale de l'Assistance publique à Paris

CONGRÈS
INTERNATIONAL DE LA TUBERCULOSE
1905

L'Œuvre
de
l'Assistance Publique à Paris
contre la tuberculose

(1896-1905)

BERGER-LEVRAULT ET Cie, ÉDITEURS

PARIS	NANCY
5, RUE DES BEAUX-ARTS	18, RUE DES GLACIS

1905

CONGRÈS
INTERNATIONAL DE LA TUBERCULOSE
Paris (1905)

Administration générale de l'Assistance publique à Paris

Membres désignés pour prendre part au Congrès

Conseil de surveillance

MM. Félix Voisin, vice-président;
Docteur Faisans;
Honoré;
André Lefèvre.

Administration

MM. G. Mesureur, Directeur;
E. Thillot, Secrétaire général;
Gory, Inspecteur principal;
André Mesureur, Chef du cabinet.

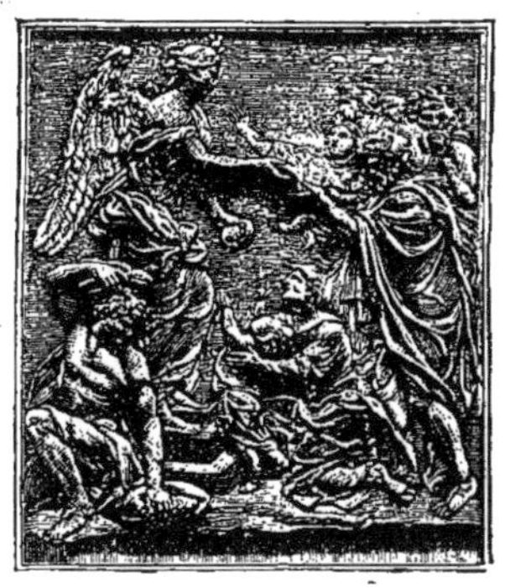

CONGRÈS
INTERNATIONAL
DE LA TUBERCULOSE
1905

L'Œuvre de l'Assistance Publique à Paris

contre la tuberculose

(1896-1905)

L'Administration générale de l'Assistance publique à Paris, par son caractère officiel, par son rôle dans l'œuvre d'assistance et par sa personnalité juridique de *représentant des pauvres,* se devait à elle-même de faire effort contre le fléau des grandes villes, contre la tuberculose ; mais son organisation ne lui permettait-elle pas de mettre à exécution un plan de campagne méthodique? Son action, s'étendant à toutes les formes d'assistance, ne pouvait-elle pas, depuis longtemps, triompher par la diversité de ses moyens, par la direction unique donnée à des efforts dans un même but? On s'est étonné qu'une Administration générale d'assistance n'eût pas résolu le problème, n'eût pas encore efficacement circonscrit les ravages de la maladie, et de là à lui reprocher de n'avoir rien fait, tout au moins de n'avoir rien fait d'utile et de décisif, il ne s'en fallait que de peu. Quelques-uns l'ont dit ; beaucoup l'ont pensé. C'est une légende communément répandue qu'à l'Assistance publique de Paris, la tuberculose n'a jamais été l'objet d'un effort sérieux ; on pense aussitôt à ce que l'on nomme un peu légèrement des expériences ; on ignore tout ce qui fonctionne régulièrement, mais sans bruit. On conclut que Paris est désarmé et que son service officiel d'assistance n'a pas rempli sa tâche.

Une telle vue est superficielle ; elle est en tous points inexacte.

L'Administration a une mission suffisamment large pour donner carrière à toutes les activités ; mais il ne faut pas oublier qu'un certain nombre d'institutions d'assistance demeurent en dehors de son action. Les institutions locales semblent séparées d'elle ; les œuvres de quartier, les œuvres municipales n'ont pas de lien direct, et, cependant, n'est-ce pas à elles qu'appartient l'action la plus salutaire dans la lutte, le conseil au malade qui travaille encore, l'intervention au logis misérable où germe la contagion ? L'assainissement et l'hygiène de l'habitation forment un service distinct ; son rôle est essentiel dans la question ; la part prise par l'inspecteur général des services d'assainissement, dans les discussions de 1896-1897, montre que l'Assistance publique a un besoin permanent de sa haute collaboration. Il en est de même de tous les services de surveillance et de contrôle institués auprès de la Préfecture de la Seine ou de la Préfecture de police dont le rôle, sans doute éloigné de l'œuvre générale d'assistance, doit être considéré comme primordial dans les questions de lutte contre la tuberculose.

L'assistance médicale à domicile, elle-même, d'abord instituée suivant la règle de l'organisation locale, ne s'est rapprochée que peu à peu de l'action centrale, et s'il n'y a plus à la distinguer maintenant de l'assistance publique, il faut reconnaître là l'intervention heureuse de la Société médicale des Bureaux de bienfaisance.

Il s'en faut donc, et de beaucoup, que cette centralisation soit complète ; elle laisse de nombreux et d'importants services en dehors de son action : l'Assistance publique à Paris a une très large mission, mais elle ne peut agir seule, elle doit appeler à une collaboration commune d'autres organisations, surtout lorsqu'il s'agit de tuberculose. Rien d'anormal à ce que son intervention n'ait pas encore présenté le caractère méthodique et extensif qu'on regrette.

Il y a plus : pendant un certain temps, on a cru que le dispensaire, c'est-à-dire l'intervention locale et préventive, ne lui appartenait pas. Le Conseil municipal alors ne pensait pas devoir confier à l'Assistance publique le soin d'organiser le dispensaire dont il décidait la création (1).

L'hôpital restait le domaine propre de l'Administration ; mais l'hôpital ne semble-t-il pas impropre à toute tentative d'action sociale contre la tuberculose ? On l'a répété souvent : le malade y vient parce qu'il ne peut plus travailler ; ce n'est plus qu'un fébricitant ; on le reçoit parce qu'il est épuisé, à bout de ressources, mais que trouve-t-il à l'hôpital? Les germes de toutes les maladies graves, trop promptes à envahir son organisme délabré ; lui-même y devient un danger. Alors qu'il est temps d'agir, le conseil donné à la consultation de l'hôpital est oublié bien vite ; le malade ne revient pas ; l'avertissement a été discret ou inquiétant, peu importe, le malade s'en va, il retrouve son intérieur, son travail, il peut marcher, travailler, boire surtout ; aucune visite ne le rappellera à la réalité. L'alcoolisme, trop souvent, déconcerte l'effort du médecin et condamne définitivement le malade. La salle d'hôpital ne sert donc que d'abri aux incurables ; la consultation de l'hôpital n'a pas d'action personnelle, ne peut s'attacher aux pas du malade et suivre chez lui la maladie qui le guette.

Enfin la misère est l'alliée la plus sûre du fléau : les secours échouent. Et cela est inévitable. Car ces secours sont des secours d'intérêt individuel, destinés à un malade qui, semble-t-il, leur doive un luxe déplacé ; osera-t-il se nourrir de viande quand la maisonnée meurt de faim ; il faudrait, outre le malade, prendre à la charge des secours publics toute la famille.

*
* *

Loin de disposer de moyens d'action efficaces, l'Administration générale de l'Assistance publique est donc mal placée pour cette lutte, œuvre sociale autant que scientifique. Les assistés forment une foule où le recrutement des malades curables est malaisé ; ses établissements, déjà encombrés, sont pour la plupart anciens et difficiles à aménager utilement.

Malgré ces conditions fâcheuses, malgré ce problème toujours inquiétant et jusqu'à hier encore insoluble, de la nécessité de relever pour tous les malades nos hôpitaux délabrés, l'Assistance publique a

(1) M. Ambroise Rendu, président de la 5e Commission, rapport du 17 décembre 1901 au Conseil municipal : « Vous avez décidé la création d'un dispensaire *municipal* antituberculeux..... vous n'avez pas entendu pénétrer dans le domaine réservé par la loi de 1849 à l'Assistance publique. » Cf. Commission de la tuberculose, 21 novembre 1901, déclarations de M. Ambroise Rendu dans le même sens.

au contraire précédé l'opinion. Loin de demeurer indifférente, elle a su prendre l'initiative de créations qui ont reçu la consécration du succès : son action a été ralentie par des difficultés matérielles ; elle s'est heurtée à des idées préconçues, mais l'œuvre ne s'en est pas moins développée régulièrement. Elle entre aujourd'hui dans une phase nouvelle ; des réformes importantes depuis deux ans ont modifié complètement la marche de ses services ; la réalisation de deux projets, depuis longtemps à l'étude, donne les moyens d'agir efficacement : le personnel hospitalier trouve dans une situation améliorée, moralement et matériellement, par des salaires plus élevés, par une habitation conforme à l'hygiène, par un régime alimentaire meilleur, garantie contre les dangers de contagion. Le programme des grands travaux hospitaliers que permet d'exécuter l'emprunt de 45 millions (loi du 7 avril 1903), outre les améliorations générales de notre outillage, comporte d'importantes constructions destinées spécialement aux tuberculeux, et des ressources pour assurer leur isolement, enfin l'œuvre de préservation sociale, avec les deux nouveaux dispensaires (dont l'un sur le point d'être mis en service), formera la base de ces efforts.

Il n'était pas inutile de rappeler l'œuvre de l'Assistance publique, les discussions approfondies qui ont servi de point de départ pour les études postérieures, les points définitivement acquis et les espérances que tout un programme méthodique nous fait entrevoir.

I. — Les efforts anciens. La tuberculose osseuse et les enfants anémiés et prétuberculeux

La tuberculose osseuse avait dès l'origine appelé l'attention de nos médecins, et il convient de rappeler l'étonnante prospérité de cette ville de cure, Berck-sur-Mer, qui s'est élevée à l'ombre de notre hôpital et sur la foi de son succès. Des enfants assistés étaient placés à Groffliers, à quelques kilomètres du littoral, chez une brave femme, la veuve Duhamel, qui emmenait chaque jour ses petits malades sur la plage alors déserte : notre service remarqua bientôt les effets spontanés de cette cure réduite à sa plus simple expression. Dès 1859, une femme qui vivait seule à la plage actuelle

Berck-sur-Mer

de Berck, connue sous le nom populaire de Marianne-toute-Seule, recevait des malades plus nombreux, et des religieuses lui étaient adjointes pour l'aider dans sa tâche. Le 8 juillet 1861 était inauguré le petit hôpital de bois, bien connu à Berck, où trouvèrent place 100 enfants, sous la surveillance du docteur Perrochaud. Ce petit hôpital a fait place l'année dernière aux chantiers nécessaires aux constructions en cours; il avait résisté jusqu'alors aux tempêtes et aux sables, après avoir été affecté pendant un certain temps aux malades payants. Le 18 juillet 1869, le grand hôpital, moins de dix ans après les premières études, était mis en service. Cet hôpital, qui renferme aujourd'hui 718 lits, est devenu insuffisant en raison du nombre des enfants classés en vue du traitement marin: les grands travaux hospitaliers ont permis de lui adjoindre un bâtiment important en façade sur la mer, comprenant 300 lits. Désormais, un groupe important de nos petits Parisiens bénéficiera du séjour à Berck, soit à l'hôpital maritime, soit dans les sanatoriums Bouville et Parmentier. Le service des Enfants Assistés de la Seine se préoccupait, en effet, d'assurer à ses pupilles les mêmes avantages, et, faisant choix de deux établissements bien organisés, leur confiait en moyenne 200 à 250 élèves chaque année.

Forges-les-Bains

D'autres enfants étaient justiciables d'une cure au grand air: nos petits malades anémiques, scrofuleux, toutes ces catégories insuffisamment définies, si ce n'est par leur aptitude à la tuberculose, ne pouvaient trouver dans les établissements de Paris les soins nécessaires. Dès 1854, alors que, par le succès de ses eaux ferrugineuses, Forges-les-Bains, voisin de Paris, paraissait devoir se développer, l'Administration voulut utiliser, sinon les ressources minérales de ce charmant pays, du moins son climat parfaitement approprié. Des expériences furent faites et en 1860 un hôpital était ouvert avec 100 lits. Il compte aujourd'hui 226 lits, grâce aux constructions nouvelles élevées en 1880. La moyenne du séjour de nos petits anémiés est de 6 mois: ce délai suffit à leur restituer une bonne mine et des forces qui leur permettent de résister aux maladies. Cet établissement depuis 45 ans a rendu les plus grands services; il avait devancé les colonies de vacances, dont l'intervention est si efficace pour diminuer le nombre des prétuberculeux.

Il convient de mentionner ici un établissement qui fut créé à la même époque par la volonté d'un généreux donateur, le comte G. de La Rochefoucauld, et recueilli, en 1861, par l'Assistance publique, la congrégation des sœurs de Saint-Vincent-de-Paul ayant refusé d'en prendre la charge. L'hôpital de La Roche-Guyon (Seine-et-Oise) est situé sur le bord de la Seine, à quelques kilomètres de Mantes : il est destiné à recevoir les convalescents des hôpitaux d'enfants, et, à ce titre, il ne forme pas un établissement spécialement consacré à la tuberculose. Mais, en fait, en dehors des enfants relevant d'une grave maladie, il reçoit nombre d'enfants qui après un séjour plus ou moins long dans nos salles de médecine ont été reconnus justiciables du traitement de la cure d'air et du repos à la campagne. Sans recevoir aucun tuberculeux, il recueille et conserve pendant 2 ou 3 mois nos petits malades, qui seraient appelés à le devenir sans cette « restauration » efficace au moins pour un temps.

La Roche-Guyon

II. — Le plan de campagne de 1896
La tuberculose pulmonaire

Les travaux des savants, les découvertes de Villemin et de Koch avaient quitté les laboratoires ; dans toutes les salles d'hôpitaux se multipliaient les constatations désastreuses. M. le docteur Plicque (1), avec une grande habitude de nos services, établissait que l'air de l'hôpital, que ce milieu spécial et anormal, non seulement est dangereux par les germes nocifs auxquels chacun y est exposé, mais encore agit sur l'organisme entier par une dépression générale : plus d'appétit, on y mange vite et mal, le sommeil n'y est pas réparateur. Au dehors de l'hôpital, le surpeuplement, la misère, les épidémies, et plus particulièrement les mauvaises conditions d'hygiène des ateliers et des logements formaient autant d'agents de propagation du mal dont les ravages inquiétaient gravement les pouvoirs publics.

Le 31 mars 1896, MM. Bompard et Clairin, conseillers municipaux (2), déposaient une proposition en vue de la mise à l'étude des moyens propres à empêcher la contagion de la tuberculose dans les hôpitaux. Le 22 avril, le Conseil municipal s'associait à cette

(1) *Bulletin des Infirmiers*, novembre 1895.

(2) D'importantes communications avaient été faites au début de l'année à l'Académie de médecine, notamment par M. le professeur Debove et par M. Jaccoud.

proposition qui recevait immédiatement sa sanction; le 27 avril, M. Peyron, Directeur de l'Assistance publique, constituait la grande Commission de la tuberculose (1).

L'Administration de l'Assistance publique n'avait pas attendu cette mise en demeure pour prendre des mesures contre la tuberculose. Dès 1892, l'Administration avait choisi un emplacement pour le sanatorium destiné à la cure des tuberculeux, pour lequel, sur les instances anciennes du Conseil municipal, elle avait sollicité et obtenu du Pari mutuel une subvention de 700.000 francs. Le 27 octobre 1892, sur le rapport de M. Émile Ferry, le Conseil de surveillance émettait un avis favorable à l'acquisition du domaine de Verderonne, à Angicourt (Oise); les études se poursuivirent trop lentement au gré de l'Administration, quoiqu'elle eût imposé un programme particulièrement délicat, surtout en raison des ressources restreintes. Le 27 avril 1894 se réunissait la Commission, pour examiner le devis de M. Belouet, architecte, qui, malgré les plus rigoureuses mesures d'économie, ne pouvait descendre au-dessous de 1.420.000 francs sans abandonner des points essentiels. L'insuffisance de la subvention du Pari mutuel fut en effet la cause du retard; on s'arrêta à un parti qui réservait l'avenir, en maintenant les services généraux pour 200 lits et en ne construisant que la moitié du bâtiment principal (50 lits). Le Conseil de surveillance approuvait bientôt cette manière de voir (10 mai 1894), et M. Paul Strauss, alors conseiller municipal, président de la 5e Commission (Assistance publique), put faire aboutir en quelques semaines ce projet devant le Conseil municipal qui l'adopta le 6 juillet 1894. Les fonds mis à

Le sanatorium d'Angicourt

(1) Cette Commission fut constituée ainsi qu'il suit par arrêté du 27 avril 1896:
M. le professeur Brouardel, doyen de la Faculté de médecine, président du Comité consultatif d'hygiène de France, *président*; — Bompard, vice-président du Conseil municipal; — Clairin, conseiller municipal; — professeur Debove, médecin des hôpitaux; — docteur Dubrisay, membre du Conseil de surveillance; — docteur Duguet, médecin des hôpitaux; — docteur Gibert, médecin de l'assistance médicale à domicile; — professeur Grancher, médecin des hôpitaux; — docteur Hanot, médecin des hôpitaux; — professeur Landouzy, médecin des hôpitaux; — professeur Lannelongue, chirurgien des hôpitaux; — docteur Letulle, médecin des hôpitaux; — docteur Levraud, conseiller municipal; — docteur A.-J. Martin, inspecteur général de l'assainissement de la Ville de Paris; — docteur Navarre, conseiller municipal; — docteur Périer, chirurgien des hôpitaux, membre du Conseil de surveillance; — professeur Potain, médecin des hôpitaux, membre du Conseil de surveillance; — Risler, maire du 7e arrondissement, membre du Conseil de surveillance; — docteur Roux, sous-directeur de l'Institut Pasteur; — Strauss, président de la 5e Commission du Conseil municipal, membre du Conseil de surveillance; — docteur Thoinot, médecin des hôpitaux, *secrétaire*; — Félix Voisin, membre du Conseil de surveillance.
MM. Peyron, Directeur de l'Administration générale de l'Assistance publique; Derouin, Secrétaire général; Nielly, chef de la division des hôpitaux et hospices, ont pris part à ses discussions.

la disposition de l'Administration pour les dépenses contre la tuberculose devaient permettre l'achèvement du premier pavillon (construction 542.000 francs, mobilier 217.000 francs).

Commission de la tuberculose

La Commission d'études, présidée par M. Brouardel, tint ses séances aussitôt qu'elle fut constituée (1) : elle comprenait dans son sein des membres d'une Commission administrative qui s'était réunie dès le mois de janvier et composée de MM. Brouardel, Peyron, Grancher, Thoinot, Hanot, Letulle, Nielly. Cette Commission avait posé quelques points qui servirent de base.

Dès les premières discussions, la Commission d'études établissait en principe que l'isolement des tuberculeux était indispensable, non l'isolement au moyen d'hôpitaux, « mesure idéale et trop coûteuse », mais l'organisation des services spéciaux. Elle chargeait les docteurs Duguet, Hanot et Letulle et M. Nielly de visiter tous les établissements en vue de rechercher ces services à affecter spécialement. Les conclusions de cette enquête amenaient l'Administration à répartir 1.800 lits environ (soit 2.000 avec ceux d'Angicourt) entre Lariboisière, Tenon, Laënnec (simples aménagements), Saint-Antoine, Pitié, Cochin, Broussais, Bichat (constructions neuves).

En même temps, M. Vibert, architecte de l'Administration, établissait un projet type de service de tuberculeux, avec salles de 20 à 30 lits aux 2 étages, avec division en 2 demi-salles, séparées par salle de réunion, réfectoire, salle de repos. Les constructions neuves furent bientôt abandonnées ; on conserva seulement le projet établi pour la création d'un service à Saint-Antoine, et M. Renaud, architecte, fut chargé d'établir un devis, en réduisant d'ailleurs le nombre des lits à 232 au lieu de 300. Le long de la façade intérieure courait une galerie couverte de 2 m. 50, et chaque pavillon de malades comprenait, au rez-de-chaussée et au premier, une véranda vitrée. Enfin, le pavillon des services généraux comportait au 2e étage une vaste serre garnie de plantes pour l'exposition des malades pendant l'hiver.

Le second point traité par la Commission était relatif à « l'antisepsie médicale des salles d'hôpitaux ». Il importait, en effet, d'introduire en médecine les notions d'asepsie qui étaient pratiques courantes en chirurgie. M. le professeur Grancher avait réalisé à cet

(1) Elle se réunit les 2 mai, 16 mai, 30 mai, 6 juin, 25 juillet, 14 novembre.

égard dans son service d'enfants des expériences édifiantes, en soignant des contagieux (coqueluches) dans la salle commune sans avoir de cas de contagion intérieure. La Commission ne se faisait d'ailleurs pas d'illusions sur l'intervention de l'Administration dans des questions qui sont d'ordre intérieur : seuls les chefs de service peuvent imposer cette discipline au personnel hospitalier aussi bien qu'aux élèves. Cette antisepsie avait sa garantie la plus sûre dans la suppression du balayage à sec (1), dans l'installation de crachoirs individuels et communs dont l'étuvage serait assuré par une équipe spéciale, dans la désinfection des objets à l'usage des malades, assiettes, fourchettes, etc., couvertures, linge, etc. Enfin le mobilier devait être réformé et devenir celui que nous connaissons, facile à nettoyer, facile également à désinfecter complètement par une nouvelle couche de peinture.

Le personnel hospitalier subissait alors cruellement la contagion des salles, aux deux tiers remplies de tuberculeux. Marfan écrivait : « Les surveillantes laïques sont décimées ; à Necker, la moitié des surveillantes sont frappées par la phtisie ; ce sont celles qui accomplissent leurs fonctions avec le plus de zèle et de dévouement qui sont atteintes. »

La Commission, après avoir demandé la production de statistiques, examina un certain nombre de points essentiels : recrutement, éducation d'hygiène professionnelle, habitat. Toutes ces mesures ne devaient malheureusement trouver leur réalisation que longtemps après.

Enfin, la Commission chercha à porter ses investigations sur l'assistance médicale à domicile : elle rédigea une instruction pour la prophylaxie (2), et les médecins des Bureaux de bienfaisance en

(1) C'est seulement l'année dernière que l'Administration a imposé partout le balayage au faubert humide, à l'exclusion du balayage à sec et du lavage à grande eau (circ. des 13 et 29 juin 1903). L'Administration assure seulement depuis quelque temps la désinfection des capotes de malades. — Cf. Communication de M. Debove au Conseil de surveillance (23 mai 1903).

(2) Instruction (traitement à domicile) : 1° La tuberculose est une des maladies partou les plus répandues. — 2° La tuberculose est *évitable ;* la tuberculose est *guérissable.* — 3° *Si la tuberculose est si répandue, c'est qu'elle est propagée par les crachats du malade.* On évite la tuberculose en faisant la guerre aux crachats. Le malade doit, à domicile, ne cracher que dans un crachoir toujours pourvu d'une certaine quantité de liquide : il doit, au dehors, à défaut de crachoir, ne cracher que dans un mouchoir. Tout crachat tombé sur le sol (parquet, tapis, paillasson, trottoir, voiture, wagon, etc.) répand la tuberculose. — 5° *Autant de crachats supprimés, autant de tuberculoses évitées.* — 5° Le crachoir devra être nettoyé chaque jour en le mettant dans l'eau froide que l'on portera à l'ébullition. Tout linge sur lequel on aura craché (mouchoir, serviette, etc.) devra, à la maison, être plongé et maintenu pendant vingt minutes dans l'eau bouillante, ou soigneusement mis à part pour être livré aux services publics de désinfection. — 6° Ces prescriptions remplies, on aura fait le nécessaire pour se préserver de la tuberculose.

furent officiellement saisis. Des crachoirs devaient être remis aux tuberculeux soignés à domicile, et le service de désinfection municipale était l'auxiliaire naturel des médecins du traitement à domicile.

Cet ensemble de mesures fut l'objet d'un rapport général, présenté au nom de la Commission par MM. Grancher et Thoinot, secrétaire de la Commission. Ce rapport était soumis au Conseil de surveillance dans sa séance du 17 décembre 1896. La Commission avait rédigé en outre une plaquette résumatrice qui fut remise à M. Méline, ministre de l'Agriculture, en vue de la demande de subvention spéciale.

Il restait à déterminer les voies et moyens pour la réalisation de ce programme. Hâtons-nous d'ajouter que plusieurs points demeurèrent lettres mortes, notamment en ce qui concerne les mesures pour l'amélioration de la situation du personnel hospitalier.

D'autre part, les mesures d'antisepsie à l'intérieur des salles étaient naturellement laissées aux soins du chef de service. Enfin, l'assistance à domicile n'était pas alors outillée ; elle ne pouvait que se borner à donner des conseils. On estimait qu'il n'appartenait pas à l'Assistance publique d'organiser des dispensaires.

Le plan de campagne de 1896

Il s'agissait tout au moins d'organiser, sinon l'isolement des tuberculeux dans les hôpitaux, du moins des services où les tuberculeux seraient provisoirement réunis, c'est-à-dire isolés. La Commission avait écarté dès l'abord la création d'hôpitaux spéciaux, tant à cause des dépenses à engager, qu'à cause de l'opposition probable des chefs des services spéciaux.

Des établissements actuels, 3 parurent spécialement disposés pour recevoir dans des salles séparées des tuberculeux aigus : Tenon, Laënnec et Lariboisière. Tenon, par sa situation élevée, par la disposition de ses pavillons, Laënnec, par le voisinage de jardins donnant de grands espaces libres, se prêtaient à cet aménagement, mais ce programme ne resta qu'à l'état de projet pour ces deux établissements. Seules furent aménagées les salles de Lariboisière (1) : c'étaient en effet des pavillons isolés ; les salles du rez-de-chaussée demeuraient affectées à la chirurgie, les salles du 1er et du 2e étage, avec un personnel et un outillage spéciaux, reçurent ces malades qui se présentaient en grand nombre, dans un hôpital aussi actif que Lariboisière. Les travaux, votés le 9 juillet 1897 par le Conseil

(1) Voir page 55.

municipal et approuvés le 5 août suivant par le Préfet, furent aussitôt commencés. Dépense : 41.000 francs imputés sur la subvention de 100.000 francs votée par le Conseil municipal sur le reliquat de l'emprunt dit de 44 millions.

La réalisation de l'ensemble des mesures proposées par la Commission devait coûter 18 millions. Le Conseil de surveillance, d'accord avec la Commission, estima que le fonds de réserve de l'Administration de l'Assistance publique, s'élevant à 10 millions, pouvait fournir 6 millions ; on espérait qu'une contribution d'égale importance allait être votée par la Commission de répartition des fonds du Pari mutuel.

Dans la séance du 17 décembre 1896, une discussion extrêmement importante s'éleva au Conseil de surveillance au sujet de ce prélèvement de 6 millions sur le fonds de capitalisation du dixième du prix de vente des immeubles. M. Paul Strauss et M. Risler se prononcèrent résolument pour l'application de cette mesure qui devait permettre de répondre à des besoins trop précis. Le fonds de réserve n'avait d'utilité qu'à la condition de fournir des ressources extraordinaires dans des circonstances où l'intervention immédiate était nécessaire.

L'État, d'ailleurs, n'avait rien accordé, outre l'ancienne subvention de 700.000 francs applicable au sanatorium d'Angicourt. Tout au contraire, le Conseil municipal, sur le fonds dit de 44 millions, avait accordé, dès mars 1896, 1.700.000 francs dont 1.600.000 francs pour la construction d'un hôpital de phtisiques, 100.000 francs pour divers aménagements.

Les travaux de Lariboisière et ceux de Laënnec, approuvés en même temps, furent terminés à la fin de 1898. Le projet relatif à Laënnec avait d'ailleurs subi une transformation complète : tout le côté droit de l'hôpital, rez-de-chaussée et 1er étage, devait être affecté aux tuberculeux. Peu avant le cours de l'exécution des travaux, le Conseil de surveillance revint sur ses décisions ; seules les salles de Lariboisière reçurent spécialement des tuberculeux ; à Laënnec ce furent tous les malades qui profitèrent des améliorations.

La première partie du programme d'isolement se réduisait donc à Lariboisière (Cf. p. 55).

Parmi les travaux neufs, il importait tout d'abord d'achever le sanatorium d'Angicourt : aussi les crédits nécessaires, 542.000 francs pour la construction, 215.000 francs pour le mobilier, furent-ils prélevés sur le fonds. Dès l'ouverture de Boucicaut, il était entendu qu'une partie des salles de médecine, 32 lits, étaient affectées spécialement aux tuberculeux : on sait l'importance que prit ce service dirigé dès le 1er décembre 1897 par M. le docteur Letulle ; il compte aujourd'hui 69 lits. Il est à remarquer que l'attribution spéciale de ce service ne s'est pas faite officiellement, tout d'abord : il n'y eût qu'une lettre du directeur du 28 décembre 1898 aidée de la tradition et des faits pour donner à M. le docteur Letulle les moyens d'organiser son traitement. Ce fut seulement un avis du Conseil de surveillance du 9 janvier 1902 qui consacra les mesures prises.

Des projets furent établis pour Broussais, pour la Pitié, pour Cochin ; mais ils ne devaient prendre place que dans les travaux de reconstruction, c'est-à-dire dans un avenir très lointain. On ne se faisait alors aucune illusion sur le sort réservé à ces travaux.

Aussi est-ce avec empressement que l'Administration fit étudier, d'une part, le projet de construction à Saint-Antoine du pavillon spécial dont nous avons parlé, et, d'autre part, la création d'un quartier de tuberculeux à Brévannes. Ni l'un ni l'autre de ces projets n'eurent de suite. Il fallait le programme des grands travaux hospitaliers pour réaliser ces constructions.

Enfin, l'Administration s'appuya sur le programme élaboré par la Commission pour achever, dans le service Civiale, à l'hôpital Lariboisière, l'installation du personnel hospitalier dans des conditions meilleures.

Tout ce programme faillit d'ailleurs échouer devant l'opposition du Ministre de l'Intérieur qui refusa d'approuver l'inscription au budget du crédit de 6 millions. Il fallut l'autorité qui s'attachait à la délibération du Conseil municipal du 31 mars 1897, prise sur le rapport du docteur Navarre, pour vaincre ces résistances. Le décret autorisant la vente des rentes fut signé le 10 octobre 1897.

Il faut évidemment conclure que le plan de campagne élaboré avec une méthode aussi sûre et une si grande compétence par la Commission d'études ne reçut pas la sanction qui lui convenait. Pour le personnel hospitalier, rien, ou presque rien, ne fut fait. Des circulaires du 20 août 1897 et du 6 février 1898 prescrivirent un examen physique très sérieux des postulants. Pour les malades, quelques services aménagés ; Angicourt, depuis longtemps commencé ; Boucicaut, fondation récemment mise en fonctionnement, avec des lits peu nombreux : tel fut le résultat d'un plan de campagne dont les indications conservent aujourd'hui toute leur force.

Le projet si vaste se heurtait en définitive à l'état de délabrement et de ruine de notre outillage hospitalier. L'impression rapportée de leurs visites par MM. Duguet, Hanot, Letulle et Nielly fut navrante. Il fallait 2.000 lits de tuberculeux : sur une population normale de 10.000 lits environ, on ne put les trouver, installés d'une manière satisfaisante, dans nos salles vieilles et incommodes. Le personnel souffrait à la fois des conditions matérielles et morales où il était placé. La vérité était ailleurs : si la Commission de la tuberculose de 1896 a rendu un immense service à l'Administration en lui traçant sa tâche, l'Administration devait, préalablement à toute mesure contre la tuberculose, trouver une solution à ces questions essentielles : installation décente de nos services ; réforme du personnel hospitalier. C'est ce qu'elle fit bientôt.

III. — La campagne de 1903-1905

Réforme générale des services hospitaliers

En 1899, en 1900, le Conseil municipal était saisi de mémoires en vue de la réalisation d'emprunts applicables à l'amélioration générale de nos services hospitaliers : M. Mourier, le nouveau Directeur de l'Administration, ne manquait pas, en lui imprimant sa marque personnelle, de reprendre un projet dont la nécessité devenait chaque jour plus pressante. La situation lamentable de nos vieux bâtiments, de ces baraquements qui déshonoraient nos établissements, se compliquait de l'augmentation continue du nombre des malades et de l'encombrement inéluctable. C'était là en effet le problème essentiel, préalable à tout effort sérieux contre la tuberculose dans les services hospitaliers : il était inutile de songer à isoler les tuberculeux, à quelque degré que ce fût, si, partout, la maison menaçait ruine. M. Mourier, qui connaissait nos vieux bâtiments, les lacunes de notre outillage, s'était attaché à cette entreprise : il n'en séparait pas le complément nécessaire, la réforme du personnel hospitalier. La mort devait l'empêcher de faire aboutir ces projets : ce fut son successeur, M. G. Mesureur, qui les reprit, et, après les transformations nécessaires, avec l'aide du Conseil de surveillance et du Conseil municipal, fut assez heureux pour que l'emprunt des grands travaux hospitaliers fût approuvé par le Parlement moins de six mois après que le Conseil municipal eût été saisi (loi du 7 avril 1903). C'est ce vaste plan de campagne dont les congressistes trouveront dans nos établissements l'expression vivante, en ces nombreux chantiers, rapidement ouverts, et où les constructions poussées avec activité semblent trop lentes au gré des administrateurs responsables, bien qu'on eût mis plus de quinze ans à tenter cet effort, restreint il est vrai, mais assez large pour donner des résultats d'ensemble. Aussi chaque page de ce guide portera-t-elle la mention de constructions nouvelles, de prochaines mises en service : le plan de campagne des grands travaux devait remettre un peu d'ordre dans nos services et toucher à tous les points faibles. Nos services restaurés et nettoyés permettront d'envisager la question avec des éléments utiles, sans omettre les créations importantes qui ont pour objet spécial la lutte contre la tuberculose, l'isolement dans les services hospitaliers, et auxquelles une part considérable a été faite. N'était-ce pas là les points essentiels du rapport de 1896 : antisepsie et améliorations dans les services, créations de services pour les tuberculeux, isolement ?

Le personnel hospitalier voyait d'autre part, par le règlement du 1er mai 1903, se réaliser des promesses anciennes et s'organiser un nouveau régime régime, empreint de notions si simples d'apparence et si difficiles jusqu'alors à faire triompher. Le regretté M. Mourier avait employé toute la force de sa dialectique, son enthousiasme persuasif et l'autorité qui lui était personnelle, au succès de ce programme. A peine le nouveau Directeur avait-il commencé l'exécution du statut transformé et amené au point de la réalisation, que la nécessité, et aussi les conséquences heureuses de cette réforme s'affirmèrent. Le Conseil municipal, loin de s'effrayer devant les conséquences financières, voulut au contraire faire bénéficier la population parisienne d'un effort qui tirerait tout à coup tout le profit d'une amélioration ; et brusquement, grâce à sa générosité, grâce à sa volonté persistante, le nouveau statut du personnel hospitalier se trouva mis à exécution dans toutes ses parties ; les étapes étaient franchies. L'intérêt d'une semblable activité était double : le personnel hospitalier et avec lui le personnel ouvrier voyaient se réaliser leurs espérances ; sans qu'on l'eût dit, il semblait que le glas funèbre sonné en 1896 retentît encore aux oreilles : MM. Bompard et Clairin ne rapportaient-ils pas alors à l'appui de leur proposition (v. *supra*, p. VI) des paroles inquiétantes de nos maîtres, de M. le professeur Debove, de M. le professeur Terrier : « Je défie l'Administration de donner une statistique de la mortalité du personnel par tuberculose »? Le vœu de la Commission de 1896 était enfin suivi d'effet : l'habitat, la situation matérielle, le régime alimentaire du personnel allaient être transformés.

L'heure était propice pour reprendre des études malheureusement interrompues par le défaut de moyens matériels. La tuberculose n'avait jamais cessé de s'imposer à l'attention des pouvoirs publics. En 1901, le Ministre de l'Intérieur invitait les administrations hospitalières à organiser dans leurs services l'isolement des tuberculeux ; en 1903, la Commission permanente de préservation insistait avec plus d'autorité, plus de précision, sur la nécessité de mesures immédiates. M. le docteur Armaingaud, dans un rapport du 19 décembre 1903, résumait les points essentiels du problème, et M. Combes, président du Conseil, Ministre de l'Intérieur, par une circulaire du 15 janvier 1904, adressait une mise en demeure décisive à tous les établissements hospitaliers.

L'isolement des tuberculeux dans les services hospitaliers

L'Administration générale de l'Assistance publique n'avait pas attendu pour faire concourir les autres réformes à la solution du problème. Une Commission du Conseil de surveillance s'était réunie et avait décidé de l'emploi de ressources sur le fonds de 45 millions. M. G. Mesureur, Directeur de l'Administration, s'inspirant de la circulaire ministérielle, posa résolument devant le Conseil de surveillance la question hospitalière (communication au Conseil de surveillance du 4 février 1904) :

Les hésitations, les tâtonnements, les atermoiements apportés dans l'exécution des mesures d'isolement, s'ils viennent de votre part, de la part du corps médical des hôpitaux de Paris ou de l'Administration de l'Assistance publique, auraient le retentissement le plus funeste sur l'opinion publique ; vous feriez douter des hautes raisons d'ordre scientifique et social qui ont dicté cette mesure salutaire et vous laisseriez se propager faussement cette idée que l'isolement, s'il est utile contre la contagion, sera funeste aux tuberculeux. Ne devons-nous pas, au contraire, par une mesure courageuse et rationnelle, faire l'éducation de l'opinion et lui montrer que si, d'une part, nous voulons arrêter la contagion dans nos hôpitaux, nous entendons assurer, d'autre part, des locaux, des soins et des traitements mieux appropriés à la tuberculose ?

J'estime que les services spéciaux que nous créerons devront être consacrés, en principe, au traitement de la tuberculose à tous les degrés ; il faut qu'on se pénètre de plus en plus, dans le public, de cette vérité, que la tuberculose peut être améliorée souvent, guérie quelquefois, et qu'on n'entre pas à l'hôpital seulement pour mourir : quelques services spéciaux de nos hôpitaux en témoignent hautement. Cela se justifiera encore par ce fait, sur lequel je reviens, que des représentants du corps médical des hôpitaux de Paris consentirent à ne s'occuper exclusivement, dans leur service, que de la tuberculose et que c'est là, pour nous, une garantie qu'ils sauront vite gagner la confiance de la population.

Si nous ajoutons que chacun de ces services se complétera d'une consultation externe, sorte de dispensaire antituberculeux permanent, où les tuberculeux trouveront, au début de leur maladie, les conseils, les soins et les secours qui leur permettront souvent de se guérir par l'effort de leur propre volonté, nous ne devons pas désespérer de faire accepter par l'opinion ces services d'isolement comme un bienfait pour la population malheureuse, surtout si, dans un avenir prochain, nous pouvons les compléter par des établissements *extra muros*, où les uns iront attendre une fin plus douce au grand air et à la pleine lumière, les autres une guérison ou une amélioration certaine.

L'injonction est précise: « Les villes qui possèdent plusieurs établissements hospitaliers sont invitées à affecter immédiatement aux tuberculeux un ou plusieurs de ces établissements » ; on peut ajouter qu'a *priori*, Lyon excepté peut-être, Paris est la seule ville où cette conception de l'isolement pourra être appliquée ; si elle s'y refuse, la prescription ne sera suivie nulle part, et la pensée maîtresse de la *Commission de préservation* restera lettre morte.

Pouvons-nous affecter un ou plusieurs des hôpitaux actuels à la tuberculose ? En fait et matériellement, la réponse n'est pas douteuse : nous le pouvons. La sélection des malades dans des établissements distincts n'est pas nouvelle ; elle se fait à Saint-Louis et à Broca pour les maladies spéciales ; à Aubervilliers, pour les maladies contagieuses ; au Bastion 27, pour les typhiques ; dans les maternités, pour les femmes en couches, et dans les services de nerveux, d'ophtalmologie et d'oto-rhino-laryngologie ; la logique pure semble indiquer que rien ne s'opposerait à l'affectation exclusive d'un hôpital au traitement de la tuberculose ; il en existe, du reste, à l'étranger.

Mais cette solution se heurte à des objections d'ordre sentimental et à des intérêts.

On provoquera, nous dit-on, une émotion profonde dans les populations qui entourent les établissements désignés ; les craintes de la contagion provoqueront des protestations qui trouveront un écho certain dans la presse et auprès des corps élus. Il paraît évident que nous devons nous attendre à ces résistances. Doivent-elles nous arrêter ? Je ne le crois pas, car elles sont injustifiées. Nous ne devons pas reculer devant la peur et l'ignorance si nous avons la conviction de faire une œuvre utile, et il ne nous est pas permis, jusqu'à preuve du contraire, de douter du bon sens et de l'intelligence de la population. Elle saura que, s'il y avait un danger réel, ce danger existerait déjà à l'état permanent, autour de tous nos hôpitaux, qui contiennent 30 à 40 % de tuberculeux. Du reste, la crainte de la tuberculose ne sera-t-elle pas le commencement de la sagesse ? Si elle atteint beaucoup d'êtres innocents, elle exerce ses ravages surtout là où manquent l'hygiène, la propreté et la conduite ; l'alcoolisme est son grand pourvoyeur et, si nous frappions vivement l'opinion populaire, ce que je ne crois pas, n'aurions-nous pas fait beaucoup pour l'éducation prophylactique du peuple ; ne l'aurions-nous pas averti et mis en état de défense contre le fléau que nous voulons combattre?

Par l'organisation de ses services intérieurs, de ses consultations externes, par la haute valeur de son personnel médical, par les recherches et les expériences scientifiques qu'il centralisera nécessairement, par l'attraction qu'il exercera sur ceux qui étudient le terrible problème qui passionne aujourd'hui le monde entier, je ne crains pas de le voir devenir impopulaire ; si l'horreur des salles spéciales de tuberculeux s'est manifestée, c'est qu'on n'y soignait pas la tuberculose et qu'on semblait y faire la part de la mort, sans chercher à la lui disputer ; mais demandez si, à Boucicaut, les malades fuient le service du docteur Letulle ; on vous montrera le nombre des malades qui attendent, avec un numéro, le lit vacant. Pourquoi ? Parce qu'ils savent que, dans ce service, la bonté, l'effort, la science sont tout entiers concentrés sur leur mal.

Les intérêts qui peuvent se trouver compromis dans la circonstance sont ceux de l'enseignement médical : nous allons, en effet, modifier profondément les habitudes et les traditions du corps médical des hôpitaux. Les médecins des hôpitaux entendent, sans doute très légitimement, se consacrer, comme par le passé, eux, leurs élèves, leurs internes et leurs externes, au traitement des maladies générales et non à celui d'une seule de ces maladies, et, pourtant, l'isolement des tuberculeux aura cette conséquence qu'un quart, peut-être plus, de nos services de médecine sera transformé au profit exclusif de la tuberculose. A cela, nous ne pouvons rien et, si profondément qu'en soit modifié l'exercice de la médecine et son enseignement dans les hôpitaux de Paris, quand des maîtres comme MM. Huchard, Debove, Grancher, Bouchard, Roux, Robin et tant d'autres se sont prononcés, j'estime que nous devons, et que tout le monde doit s'incliner.

Dans leur rapport, présenté au Conseil de surveillance en 1896, MM. Grancher et Thoinot disaient que ces pavillons ou quartiers spéciaux devaient, autant que possible, être entourés de jardins et nettement séparés des autres quartiers de l'hôpital, et que leur organisation devait comporter un personnel hospitalier de choix, instruit, discipliné, capable de comprendre, d'appliquer et de faire respecter les règlements de l'hygiène approprié à la tuberculose.

Enfin, il est bon de rappeler que, déjà, la Commission de la tuberculose, instituée en 1900 au Ministère de l'Intérieur, sur la proposition de M. Brouardel, avait décidé que des hôpitaux spéciaux devaient être créés dans les grandes villes ; et sur la question des quartiers réservés aux tuberculeux dans les hôpitaux, la Commission les acceptait lorsqu'il ne serait pas possible de faire autrement, mais que c'était pour elle un pis aller,

Il me reste à vous faire connaître le système proposé par la Société médicale des hôpitaux dans le vœu qu'elle a émis dans sa séance du 22 janvier et que je joins à ce mémoire. La Société propose « la division, partout où cela sera possible, des salles de médecine générale par des cloisons vitrées qui permettront d'affecter un cantonnement distinct aux tuberculoses ouvertes, les seules contagieuses ».

Nous voici bien loin des idées exprimées par le Conseil de surveillance de 1896, par la Commission de la tuberculose de 1900 et par l'actuelle Commission de préservation. Il ne s'agit plus d'hôpitaux distincts, de quartiers spéciaux ou même de salles différentes, mais d'un sectionnement, d'une simple cloison vitrée pour opérer l'isolement.

J'ignore les raisons qui séparent si profondément les médecins des hôpitaux, ceux de la Société médicale des hôpitaux, de leurs devanciers et de leurs maîtres, qui siègent dans la Commission de l'Intérieur.....

Je vous ai fait connaître mon sentiment. Je crois fermement, avec les auteurs de la circulaire, que c'est un devoir social, pour les administrations hospitalières, d'isoler les malades tuberculeux des autres malades ; que cet isolement ne sera réel que dans des hôpitaux distincts ou dans des quartiers isolés eux-mêmes des autres parties de l'hôpital. Les sacrifices d'argent que devront faire la Ville de Paris et l'Assistance publique pour réaliser l'isolement ainsi compris, je les demanderai avec la conscience de faire une œuvre nécessaire. Il n'en serait pas de même des dépenses qu'on consacrerait à des demi-mesures, à des mesures apparentes d'isolement qui tendraient au maintien du *statu quo* dans l'organisation de nos services de médecine. Ce maintien est incompatible avec les indications de la science. La science oblige de plus en plus impérieusement le praticien à se spécialiser ; les services de nos hôpitaux, quoi qu'on fasse, suivront ce mouvement.

Le Directeur de l'Assistance publique disait en 1896 au Conseil de surveillance, après la lecture du rapport de M. le professeur Grancher sur la tuberculose, « que le devoir de l'Assistance publique était si lumineusement et si nettement tracé, que la responsabilité commune du Conseil de surveillance et de l'Administration serait lourde si ce rapport restait lettre morte et n'ajoutait qu'une page éloquente à la littérature médicale ».

Depuis huit ans, Messieurs, cette responsabilité pèse toujours sur nous.

Tel était, en effet, le nœud du problème hospitalier de la tuberculose. L'isolement des tuberculeux exige une méthode dont tout, semble-t-il, concourt pour rendre l'application impossible : la disposition matérielle des bâtiments, la nécessité d'assurer à nos élèves l'enseignement médical dans toutes ses branches, l'organisation essentielle de notre ssrvice de santé. Et, cependant, la solution mise à l'essai après les délibérations de 1896, la création de salles spéciales (mais non de services distincts) à Lariboisière n'avait pas donné les résultats attendus.

Le 3 mai 1904, une nouvelle communication au Conseil de surveillance faisait connaître les mesures précises par lesquelles le Directeur entendait réaliser le programme tracé en conformité de la circulaire ministérielle. Le traitement de la tuberculose devait avoir ses services, ses quartiers, ses hôpitaux et ses consultations, avec deux grands dispensaires, en dehors des circonscriptions hospitalières, de manière à rendre leur action plus souple. Un certain nombre de services étaient retirés à la médecine générale et affectés spécialement à la tuberculose avec un total de plus de 2.000 lits. Les hôpitaux à quartiers distincts et à consultation externe étaient, dans ce projet, *Boucicaut, Broussais, Hôtel-Dieu annexe, Saint-Antoine, Saint-Louis, le Bastion 27.*

Ces consultations, selon la disposition et l'importance des locaux, disait le Directeur de l'Administration, pourraient être plus ou moins développées ; elles comprendraient au moins une salle d'attente, avec un petit

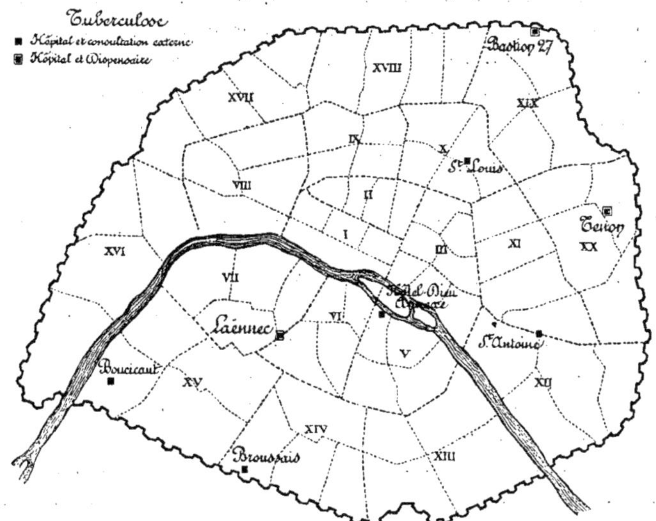

bureau ou loge, où se trouveraient les fiches des malades, le cabinet du médecin et une salle pour l'examen bactériologique des crachats.

Dans les hôpitaux qui se prêteraient à un plus grand développement de ce service ou à la construction d'annexes, nous appliquerions le programme type que vous avez vous-même arrêté récemment.

Dans ces consultations, les bons de médicaments seraient délivrés, ainsi que des crachoirs, avec les instructions préparées de la Commission de la tuberculose de 1896.

En outre de ces consultations, nous vous proposons de créer deux grands dispensaires antituberculeux : l'un sur la rive gauche, à *Laënnec ;* l'autre sur la rive droite, à *Tenon.* Ces dispensaires comprendraient, en plus des services de consultations dont je viens de parler, un réfectoire où les malades recevraient et consommeraient sur place quotidiennement les aliments appropriés à leur affection ; un service de distribution du linge blanchi et de reprise du linge sale, et un bureau pour le ou les visiteurs qu'il conviendrait d'attacher à ce service pour les enquêtes relatives à l'attribution des secours ou à l'attribution gratuite des médicaments et des aliments.

Ces dispensaires doivent être largement et grandement installés, même au prix de la suppression de quelques lits, car le malade tuberculeux comprendra de plus en plus que son intérêt n'est pas d'être hospitalisé, mais bien que les conseils médicaux, les soins et les secours demandés à temps doivent lui permettre de lutter plus efficacement contre son mal qu'en obtenant un lit à l'hôpital.

La question méritait un ample examen. Le Conseil de surveillance, la Société médicale des hôpitaux en firent l'objet de leurs discussions : à ce moment était constituée la grande Commission de la tuberculose du Ministère de l'Intérieur sous la présidence de M. Léon Bourgeois. L'Assistance publique à Paris était sans doute la seule administration, avec Lyon, visée par cette prescription impérative relative aux villes qui possèdent plusieurs établissements hospitaliers et qui sont « invitées à en affecter immédiatement un ou plusieurs aux tuberculeux ». Il était naturel, et les décisions de la Commission de 1900 manquaient sans doute de cette base précise, qu'une collaboration s'établît entre la Commission d'études et l'Administration amenée à donner une sanction aux vœux émis et obligée à des transformations considérables de toutes catégories. Aussi, M. Léon Bourgeois proposa-t-il, dès le 3 novembre 1904, la création d'une Commission mixte aux travaux de laquelle participeraient le Conseil de surveillance, le corps médical des hôpitaux en même temps que la Commission du Ministère de l'Intérieur et l'Administration. L'Assistance publique fut représentée par MM. Félix Voisin, vice-président du Conseil de surveillance ; Navarre, président de la 5e Commission du Conseil municipal ; André Lefèvre, conseiller municipal, et Debove, doyen de la Faculté de médecine, en outre de son Directeur, M. G. Mesureur.

La question n'a pas encore été résolue ; il était nécessaire d'en rappeler les données et de mentionner les phases d'une discussion qui se poursuit encore et à laquelle les travaux du Congrès vont apporter des éléments décisifs.

IV. — L'œuvre de 1903-1905

Les prétuberculeux

Pour être répartis entre divers établissements comportant des malades de plusieurs catégories, les moyens d'action mis en œuvre, dès à présent, grâce à l'emprunt de 45 millions et aux créations auxquelles il vient d'être procédé, n'en présentent pas moins un ensemble méthodique qu'il convient de signaler avant de donner de plus amples détails sur chaque service. Les prétuberculeux sont en nombre infini : aussi faut-il penser que l'Administration s'est inclinée devant les faits en limitant son intervention. Les enfants tout d'abord ont bénéficié d'envois dans les établissements de l'œuvre des sanatoriums marins et l'Administration a cherché aussitôt le moyen d'établir un hôpital qui lui appartînt. Dès 1892, elle fit des démarches à Saint-Jean-de-Luz : elle rencontra des résistances et fut amenée à choisir *Hendaye* (1). On sait quelle fut la fortune du sanatorium : au nombre des grands travaux hospitaliers est compris l'agrandissement en cours d'exécution, pour une somme s'élevant à 750.000 francs environ.

Les jeunes ouvrières parisiennes fournissent à la tuberculose un contingent considérable, d'autant mieux qu'aucune période de vie active ne vient interrompre leur labeur. Il était indispensable de leur donner les moyens de se guérir. C'est ce qu'a pensé le Conseil de surveillance en affectant, sur la proposition du Directeur de l'Administration, l'*asile Saint-Joseph* (fondation Gréban de Pontourny), à Beaumont-en-Véron (Indre-et-Loire), aux jeunes ouvrières et employées de 15 à 25 ans, anémiées et affaiblies, justiciables d'un repos à la campagne et non encore tuberculeuses.

Signalons enfin, pour la population si intéressante de nos *Enfants Assistés*, l'extension de nos *agences d'Auvergne*, dans un climat montagneux, un peu différent du climat habituel de nos circonscriptions du Morvan, du Berry ou du Nord, et rendant plus facile l'adaptation du milieu aux tempéraments et aux tendances physiologiques.

L'hôpital maritime de *Berck*, qui avait depuis longtemps consacré

(1) Chacun des établissements cités ici fait l'objet d'une courte monographie qu'il suffira de chercher à sa place. D'autre part, l'*Assistance publique en 1900*, 1 volume in-4, Paris, Masson, contient un exposé d'ensemble de tous les services de l'Administration, en exceptant les établissements ouverts postérieurement à 1899.

la cure de la tuberculose osseuse, est l'objet d'un afflux considérable de propositions médicales en faveur des petits enfants malades qui attendent longtemps leur tour de départ. Son agrandissement souhaité depuis longtemps s'est trouvé réalisé par les grands travaux hospitaliers qui comportent l'adjonction d'un hôpital de 300 lits (dépense environ 1.350.000 francs) au grand hôpital qui reçoit lui-même d'importantes améliorations. Les Enfants Assistés de la Seine sont, comme par le passé, envoyés aux *sanatoriums Bouville* et *Parmentier*, le premier de ces deux établissements venant d'être transféré dans un immeuble situé sur la plage dans une situation excellente, et le service médical ayant été notablement fortifié par l'adjonction de 2 médecins assistants.

La tuberculose osseuse

Les enfants tuberculeux n'avaient pas encore été reçus dans un établissement spécial qui comportât le régime habituel du sanatorium. Parmi les pavillons destinés aux enfants, actuellement en construction à *Brévannes,* dans le parc attenant à l'hospice, un pavillon, le pavillon Jules-Bergeron, est réservé à nos petits tuberculeux. L'achèvement de l'hôpital *Herold* permettra sans doute, à bref délai, la réinstallation, à titre définitif, des abris de cure d'air si heureusement établis sur les indications de M. le docteur Barbier.

La tuberculose pulmonaire Les enfants

La tentative la plus originale, sans contredit, est celle qui a amené le service des *Enfants Assistés* à instituer des *placements familiaux* de petits tuberculeux. Tout fait croire que cette tentative sera couronnée de succès. Elle sera une indication précieuse pour la préservation des enfants et peut-être l'Administration aura-t-elle trouvé une formule vraiment pratique.

S'il faut reconnaître que les adultes n'ont guère d'espoir de guérison dans nos salles d'hôpital en cas de tuberculose osseuse chronique, pour laquelle aucun établissement n'a été spécialement désigné, — en raison, semble-t-il, du trop grand nombre des besoins —, les tuberculeux pulmonaires ont trouvé leur part dans les grands projets de 1903. Sans parler du service de M. le docteur Letulle à *Boucicaut,* auquel des projets étudiés permettront d'adjoindre un pavillon de 60 lits dès que des disponibilités budgétaires

Les tuberculeux adultes

se produiront, un établissement important est sur le point d'être mis en service ; un autre est en projet et la dépense est gagée. A *Brévannes,* un service de 454 lits, dont les dépenses ont été gagées par une subvention du Pari mutuel, va recevoir nos tuberculeux hommes et femmes (pour les femmes, l'Administration ne disposait que du seul service de Boucicaut, insuffisant en présence des nombreuses demandes).

La Commission des grands travaux hospitaliers, instituée par arrêté du 1er avril 1903, avait confié à une Sous-Commission technique l'élaboration d'un *programme d'hôpital exclusivement affecté aux tuberculeux* suivant les termes de la circulaire de 1904 : cette Sous-Commission (1) a établi un projet détaillé de tous les services essentiels ; il serait trop long d'entrer dans l'examen de ce projet : qu'il suffise de dire que la Sous-Commission, s'inspirant des idées de la Commission de 1896, a pris soin d'introduire dans son schéma les indications les plus récentes de la pratique hospitalière. L'Administration avait des raisons de croire que ce programme serait bientôt utilisé ; une somme de 6.700.000 francs était comprise, en effet, au plan de campagne des grands travaux pour la construction d'un grand hôpital de tuberculeux, l'*Asile de la Ville de Paris,* où trouveraient place 1.500 à 1.800 malades : nous pourrions ainsi, tout en répondant au vœu de la Commission du Ministère de l'Intérieur, débarrasser nos salles d'une partie de nos tuberculeux en même temps qu'instituer pour eux un traitement efficace dans un établissement spécialement aménagé et sous la direction de chefs de service consacrés à la tuberculose. Une première recherche en vue du choix d'un terrain ne donna pas de résultats : les conditions géologiques ne pouvaient convenir à l'édification d'un grand établissement. Depuis lors l'Administration a soumis deux projets au Conseil de surveillance et au Conseil municipal qui en sont saisis en ce moment.

Les grands travaux exécutés à l'hôpital *Lariboisière* obligeaient, par contre, l'Administration à fermer le service de tuberculeux de cet établissement livré aux maçons et aux autres ouvriers pour l'édification d'annexes importantes. Il ne semble pas au reste que ce système d'isolement, à raison d'un double service pour chaque chef, tuberculeux et non-tuberculeux, ait donné des résultats satisfaisants. Les médecins ont rapidement vu leurs salles spéciales

(1) Composée de MM. Brouardel, Bouvard, Belouet, Debove, Faisans, A. Rendu, Roux, A.-J. Martin, Félix Voisin, Brun, Porak.

encombrées par un mélange de tuberculeux à l'agonie et de tuberculeux curables ; néanmoins, les salles d'aigus renfermaient toujours une notable proportion de tuberculeux ; l'isolement n'existait pas, tandis que — et c'est là la raison de l'insuccès — les salles spéciales, aménagées à la hâte, ne se prêtaient en aucune façon à leur but nouveau. Pas d'annexes, pas de réfectoires, outillage essentiel, pas de galeries à l'air libre, enfin pas de distinction visible avec le reste de l'établissement qui indique nettement qu'un régime, un traitement efficaces règnent là. L'hôpital de tuberculeux, comme l'hôpital de contagieux, doit être bâti suivant une méthode précise.

Le personnel hospitalier

La réforme du personnel hospitalier, avec ses multiples conséquences, bien qu'elle ait reçu une exécution extrêmement rapide, comporte la modification de situations très diverses, la transformation matérielle de la vie de plus de 6.000 infirmières et infirmiers, filles et garçons de service, outre les agents professionnels, et il n'est pas étonnant que 2 ans après la décision mettant en œuvre les règlements élaborés, après l'arrêté du 1er mai 1903, l'évolution ne soit pas terminée : on ne saura jamais la multiplicité des problèmes à résoudre, difficultés de personnes aussi bien que forces d'inertie à vaincre, pour rompre des traditions, pour imposer une nouvelle méthode.

La tuberculose était déjà considérée par la Commission de 1896 comme la *maladie professionnelle* du personnel hospitalier : tout était à faire contre elle. Il s'en faut de beaucoup qu'à l'heure présente la situation soit radicalement transformée, mais une série de mesures sont déjà appliquées ; elles commencent à porter leurs fruits ; leur action ne s'éteindra pas, et chaque jour s'ajoutent heureusement des compléments.

Il convenait tout d'abord de faire cesser le surmenage des infirmières : il ne faut pas seulement parler de la longueur de la journée, mais encore de l'augmentation croissante des malades. Il est aisé d'administrer un hôpital, comme en Angleterre, lorsqu'on ferme les portes quand le nombre réglementaire des malades est atteint. A Paris, où l'Assistance publique a le devoir de recueillir tous les malades, les hôpitaux mettent des brancards dans les salles ; ils en mettent dans les couloirs ; personne ne demeure à la porte. C'est détestable pour les malades, c'est encore plus dangereux pour le personnel : des agents supplémentaires sont envoyés ; mais leur aide ne peut être efficace ; ils ne sont pas au courant des habitudes du service, ils ignorent les exigences du chef. Nos infirmières ont dû au règlement du 1er mai 1903 la limitation de la journée : 12 h. 1/4, repas compris. C'était un point essentiel. En même temps, les nouvelles constructions apportent un contingent notable de lits qui réduiront les brancards.

La notion du risque professionnel qu'on invoquait en 1896 se précisait beaucoup mieux maintenant : elle comporte des devoirs, et l'Assistance publique était ainsi conduite à réparer, à prévenir surtout les dommages subis par ses agents. Aussi avons-nous à distinguer deux séries de mesures : les premières sont relatives aux agents malades, nous savons que plus d'un tiers sont atteints de tuberculose ; les secondes aux agents en fonctions.

Il était naturel de donner aux agents les moyens de se soigner. Un double service médical fut organisé, un contrôle pour l'Administration, un traitement régulier pour les agents. Le salaire en argent fut désormais acquis pendant la durée de la maladie, 3 mois pour la totalité du salaire, les 3 mois suivants pour la moitié (ces proportions sont à réduire de moitié pour les agents traités en salle ; ils n'ont en effet aucun frais d'entretien). Il faut ajouter que par mesure bienveillante, dans certains cas, et notamment lorsqu'il s'agissait de tuberculose, le traitement intégral a été accordé, ainsi que des facilités de transport, pour que l'agent puisse se rendre dans son pays et s'y réconforter au grand air. Dans le même ordre d'idées, un certain nombre d'infirmières ont été envoyées à Hendaye où elles bénéficient d'une allocation spéciale et où le médecin en chef du sanatorium surveille leur traitement. Enfin, le sanatorium d'Angicourt et l'hospice de Brévannes étaient naturellement qualifiés pour recevoir des agents peu atteints, pouvant continuer leur service, mais obligés à un séjour au grand air.

Toutes ces mesures particulières ne sont d'ailleurs que des expédients : la maison de convalescence et de repos annexée à l'hôpital de *Forges-les-Bains*, dans un parc magnifique et à proximité de Paris, va être ouverte dans quelques jours ; 25 infirmières y trouveront place. Ce sera l'un des premiers établissements ouverts grâce aux fonds de l'emprunt de 45 millions.

S'il est de droit strict d'assurer la guérison des agents frappés, il est de meilleure politique de mettre à l'abri ceux qui ne sont pas encore atteints. Depuis 1898, le recrutement avait été amélioré quant aux conditions physiques. Il vient d'être complètement transformé.

Les postulantes de la Salpêtrière doivent désormais faire un stage de six semaines. Le premier examen médical de l'admission est contrôlé par ce stage où peuvent être appréciées constitution et santé, et un second examen permet à l'Administration de se prononcer en toute connaissance de cause. Remarquons que la limite d'âge de 19 ans devient une prescription réglementaire : ainsi sont écartées ces jeunes filles non encore développées, mal faites pour supporter l'air malsain des salles.

Et, comme si le règlement avait été inspiré par la seule préoccupation de la tuberculose, nous trouvons à chaque page la mesure essentielle pour l'œuvre de préservation : tant il est vrai que dans le personnel hospitalier la tuberculose est une maladie professionnelle, inséparable des conditions du travail. En améliorant ces conditions du travail, on peut efficacement circonscrire la tuberculose. Le régime alimentaire était mal composé : trop grande abondance de viande, défaut de mets destinés à relever l'appétit, défaut de légumes. Grâce à la générosité du Conseil municipal, il a été possible de transformer ce régime et d'appliquer sans délai ces favorables dispositions à la majeure partie des établissements.

Il ne suffit pas d'alimenter le personnel ; il faut le faire sortir autant qu'il est possible du milieu malsain de l'hôpital. Aussi les infirmiers et infirmières furent-ils autorisés à sortir chaque jour, leur service terminé, pourvu que l'heure de rentrée fût compatible avec les besoins du sommeil. De même, les veilleurs et veilleuses ont vu unifier et élargir les conditions de leur sortie hebdomadaire. En outre de cette sortie hebdomadaire, un congé annuel payé est accordé indistinctement à tous les agents. En y joignant les facilités de circulation que quelques Compagnies de chemins de fer veulent bien accorder à ces modestes serviteurs, on peut estimer que chaque année cet arrêt suffit à enrayer la fatigue et la dépression constitutionnelle.

Pendant le séjour à l'intérieur de l'hôpital, le repos de la nuit doit exercer son action réparatrice : on a tout dit sur les innommables taudis des dortoirs, sur leur promiscuité démoralisante, sur leur saleté et leurs dangers de contagion ; nous nous contenterons d'indiquer les plus grosses améliorations faites à l'habitat du personnel. Un crédit de plus de 3.000.000 de francs a été prélevé sur l'emprunt hospitalier pour les logements du personnel ; il a été réparti entre l'Hôtel-Dieu, Lariboisière, Tenon, Saint-Louis, Ivry, etc. A Saint-Antoine, les bâtiments neufs comportent une part importante pour le personnel, et il faut joindre à ces transformations toutes les constructions neuves où, comme il était naturel, l'installation du personnel a été faite dans les meilleures conditions.

Pour compléter ces moyens de défense contre la tuberculose, nourriture appropriée et surtout appétissante, logement largement aéré, sorties régulières et congé annuel, enfin service médical et payement en cas de congé de maladie, il convenait de donner à notre personnel un traitement un peu plus élevé : l'élévation pour chacun a été peu sensible sans doute, mais elle s'étend jusqu'au bas de l'échelle et désormais les débutants, en outre des prestations en nature, recevront au minimum 450 francs par an. L'intervention énergique du Conseil municipal a permis à l'Administration de réaliser plus tôt qu'elle ne l'espérait une amélioration indispensable. Dans le même ordre d'idées, une autre charge, lourde assurément, provient de l'organisation des retraites, garantie de l'avenir pour les vieux serviteurs, garantie plus précieuse encore pour les serviteurs usés avant l'âge qui y trouvent l'assurance d'un appui, même si leur travail leur échappe.

La Commission de 1896 avait insisté dans ses conclusions sur la nécessité de développer l'instruction professionnelle. Il n'est pas indifférent, pour la préservation de nos infirmières, qu'elles connaissent toutes les pratiques de l'hygiène antituberculeuse ; il est indispensable, pour les malades, que les services soient tenus avec le soin désirable. Les écoles municipales d'infirmières avaient déjà beaucoup contribué à répandre ces connaissances : l'École de la Salpêtrière, actuellement en construction, destinée à former des infirmières brevetées, servira de régulateur : 75 infirmières qu'elle introduira chaque année dans nos salles y apporteront avec elles une méthode précise, une pratique irréprochable.

Dans tous ses détails, la réforme du personnel hospitalier, réalisée en 1903-1905, exerce une action directe contre le fléau qui décime nos agents. D'un bref résumé, on peut aisément se former une notion de l'ensemble multiple des décisions, des innovations et de leurs utiles effets.

Si le personnel hospitalier tout entier est appelé à la lutte contre la tuberculose, tant dans son intérêt propre que dans l'intérêt des malades, il ne faut pas oublier, à côté des services spéciaux, des sanatoriums, l'œuvre obscure de chaque jour dans tous nos hôpitaux. « L'Assistance publique ne fait rien contre la tuberculose » : nous rappelions cette injuste parole, et nous avons montré l'œuvre accomplie. Il est temps d'ajouter que partout l'Assistance publique fait quelque chose. Ses chefs de service dédaignent peut-être de publier des comptes rendus; ils n'en font pas moins, et leurs élèves sous leur direction, un labeur qui donne des résultats. Ce n'est pas à nous qu'il appartient de révéler ce qui se fait dans chaque service, œuvre d'assistance et de dévouement, œuvre d'enseignement suivant la formule chère à l'Assistance publique de Paris : car l'hôpital parisien n'est pas fait seulement pour le pauvre qu'il recueille et auquel il assure un abri et des soins ; son action s'étend au delà de ses portes, on vient y chercher la science de l'art médical, on y travaille et on y observe sans relâche pour assurer le progrès des connaissances; et dans cette tâche qui absorbe maîtres et étudiants, qui donne au corps médical des hôpitaux de Paris son autorité incontestée, la tuberculose a sa part. Partout elle est l'objet d'études et de patientes observations; citons au hasard quelques noms : à Lariboisière, thèse de M. Chalbret du Rieu (1899) ; à Tenon, thèse de M. Georges Bourgeois *(la Tuberculose à Tenon de 1874 à 1903)*; à Saint-Antoine, les recherches statistiques du docteur Lenoir (1904). Nous n'avons pas ici la place nécessaire à une bibliographie; elle serait maigre en comparaison des observations quotidiennes, de la foule des enseignements précieux au cours de chaque visite.

La lutte dans tous les services hospitaliers

Pendant ces dernières années, tous les chefs de service ont d'ailleurs largement usé d'un moyen mis à leur disposition par l'Administration et utilement applicable aux tuberculeux : le *secours dit d'hôpital.* Ce secours quotidien et alloué semaine par semaine, s'élevant en moyenne à 1 franc ou à 1 fr. 50 par jour, est accordé sur un fonds spécial de 108.000 francs aux malades de l'hôpital qui, en état de marcher, de se nourrir, peuvent trouver dans leurs familles des soins grâce à l'aide de l'Administration. Ces secours attribués sur la proposition du chef de service sont subordonnés à une visite hebdomadaire en vue de l'examen de l'état de santé aussi bien que de la constatation de l'emploi des secours.

Les secours d'hôpital

Cette forme d'assistance touche à l'assistance à domicile. On a autrefois pensé qu'il ne convenait pas que l'Assistance publique jouât un rôle pour la préservation sociale (rapport au Conseil municipal, 1901) ; du moins, sans le lui défendre, se dispensait-on de lui accorder aucun crédit dans ce but. Mais l'Administration a la charge de l'assistance médicale à domicile : les médecins des Bureaux de bienfaisance ont, de tout temps, donné leurs soins à cette grave question. En 1896, ils collaborèrent, avec la Commission de la tuberculose, pour répandre cette instruction si nouvelle destinée à faire connaître le danger et le moyen de s'y soustraire. Hélas ! l'essentiel fait défaut : le malade, dans son taudis, est lié par la misère ; le médecin assiste, impuissant, aux contagions. Et les ressources du Bureau de bienfaisance sont trop limitées pour intervenir efficacement. « Nous qui voyons de près l'indigent poitrinaire dans sa mansarde, écrivait le docteur Barbillion dans un remarquable rapport à la Société médicale des Bureaux de bienfaisance (1900), nous sommes frappés de sa résignation, de sa passivité ; la misère et la souffrance semblent avoir émoussé en lui bien des sensibilités morales, et c'est déjà pour lui un grand bienfait d'être admis à l'hôpital et de s'y sentir à l'abri des soucis de la vie matérielle. » L'Administration va ouvrir, très prochainement, l'un des *deux dispensaires* qu'elle a projetés, *rue Omer-Talon*. Il faut espérer qu'une œuvre de propagande réveillera le malheureux, l'incitera à se bien soigner en lui donnant une aide efficace.

L'assistance des tuberculeux à domicile

Le *dispensaire de l'hôpital Beaujon* fonctionne déjà ; c'est en partie une œuvre privée qui nous excusera de la citer ; elle a beaucoup de liens avec l'Assistance publique. Ses malades, ses médecins, ses dames visiteuses sont sous le toit d'un de nos grands établissements ; c'est un de nos chefs de service qui a la responsabilité de tout l'organisme et l'Administration n'a rien négligé pour faciliter son originale tentative, cette association heureuse de la bienfaisance privée et de l'Assistance publique.

Dans ces derniers temps, grâce au concours du Conseil de surveillance, le Directeur de l'Assistance publique a pu étendre le champ d'action de l'Administration. Elle est qualifiée, autant que toute autre, pour intervenir dans l'œuvre de préservation sociale. Et ses tentatives, pour isolées qu'elles paraissent, n'en auront pas moins le retentissement qui s'attache à la parole nouvelle quand elle s'appuie sur l'autorité du corps médical des hôpitaux ou du Conseil de surveillance.

L'Œuvre sociale de l'Assistance publique

L'*alcoolisme*, le pourvoyeur inlassable de nos salles, méritait d'être l'objet d'un effort. Et la tuberculose n'est-elle pas sa compagne habituelle? En proposant au Conseil de surveillance et au Préfet de la Seine d'apposer sur tous nos murs l'avertissement officiel indiscutable et autorisé, le Directeur de l'Administration réussit à provoquer dans l'opinion publique un mouvement salutaire. On sait le retentissement de ces affirmations sans ambages, on sait aussi l'émoi de ceux qui se croyaient lésés; l'affiche prit place dans toutes les casernes, fut envoyée au dehors des murs de Paris; elle fut traduite en Angleterre. Il faut penser qu'elle aura apporté une contribution heureuse à la lutte contre l'alcoolisme inséparable de la lutte contre la tuberculose.

RÉPUBLIQUE FRANÇAISE

LIBERTÉ — ÉGALITÉ — FRATERNITÉ

Administration générale de l'Assistance Publique à Paris

L'ALCOOLISME

SES DANGERS

(Extrait du procès-verbal de la Séance du Conseil de Surveillance de l'Assistance Publique du 18 Décembre 1902)

(M. le Professeur DEBOVE, Doyen de la Faculté de Médecine.
M. le Docteur FAISANS, Médecin de l'Hôtel-Dieu. — Rapporteurs)

L'alcoolisme est l'empoisonnement chronique qui résulte de l'usage habituel de l'alcool, alors même que celui-ci ne produirait pas l'ivresse.

C'est une erreur de dire que l'alcool est nécessaire aux ouvriers qui se livrent à des travaux fatigants, qu'il donne du cœur à l'ouvrage ou qu'il répare les forces; l'excitation artificielle qu'il procure fait bien vite place à la dépression nerveuse et à la faiblesse; en réalité, l'alcool n'est utile à personne; il est nuisible pour tout le monde.

L'habitude de boire des eaux-de-vie conduit rapidement à l'alcoolisme; mais les boissons dites hygiéniques contiennent aussi de l'alcool; il n'y a qu'une différence de doses: l'homme qui boit chaque jour une quantité immodérée de vin, de cidre ou de bière, devient aussi sûrement alcoolique que celui qui boit de l'eau-de-vie.

Les boissons dites apéritives (absinthe, vermouth, amers), les liqueurs aromatiques (vulnéraire, eau de mélisse ou de menthe, etc.), sont les plus pernicieuses parce qu'elles contiennent, outre l'alcool, des essences qui sont, elles aussi, des poisons violents.

L'habitude de boire entraîne la désaffection de la famille, l'oubli de tous les devoirs sociaux, le dégoût du travail, la misère, le vol et le crime. Elle mène, pour le moins, à l'hôpital; car l'alcoolisme engendre les maladies les plus variées et les plus meurtrières: les paralysies, la folie, les affections de l'estomac et du foie, l'hydropisie; il est une des causes les plus fréquentes de la tuberculose. — Enfin, il complique et aggrave toutes les maladies aiguës: une fièvre typhoïde, une pneumonie, un érysipèle, qui seraient bénins chez un homme sobre, tuent rapidement le buveur alcoolique.

Les fautes d'hygiène des parents retombent sur leurs enfants; s'ils dépassent les premiers mois, ils sont menacés d'idiotie ou d'épilepsie, ou bien encore, ils sont emportés, un peu plus tard, par la méningite tuberculeuse ou par la phtisie.

Pour la santé de l'individu, pour l'existence de la famille, pour l'avenir du Pays, l'alcoolisme est un des plus terribles fléaux.

J. DE SELVES	THILLOY	G. MESUREUR

L'Assistance publique, qui n'est pas, heureusement, obligée de tout demander dans son budget à l'impôt, dispose de capitaux dont les revenus assurent pour une faible partie ses services. Ces capitaux, la loi donnait au Directeur de l'Assistance publique le moyen d'en tirer un double intérêt: et par ce qui entre dans la caisse des pauvres et par l'utilisation qui en est faite. La loi du 30 novembre 1894 autorise en effet les administrations hospitalières à faire des prêts aux *sociétés d'habitations à bon marché*. Le 26 décembre 1903, pour la première fois, le Conseil de surveillance était appelé à faire l'application de cette disposition bienfaisante, et l'Assistance publique s'associait directement à une œuvre qui figure au premier rang des œuvres de préservation sociale contre la tuberculose. Elle a renouvelé cette aide profitable et elle continuera à donner son concours pour l'amélioration de l'habitation ouvrière, gage le plus sérieux, le plus efficace, contre la tuberculose.

Si nous avons rapporté dans un résumé aussi bref que possible (1) les points acquis et les améliorations réalisées (2) en 1903-1905, c'est que nous sommes convaincus de la connexité de la réforme générale de notre outillage hospitalier avec toute solution de la question de la tuberculose dans les hôpitaux. Que faire là où tout est à faire? Comment agir efficacement contre la maladie la plus lente à guérir, la plus rebelle aux médications, la plus difficile à attaquer et à circonscrire, si les malades habituels sont dans des conditions d'hygiène et de soins déplorables? Comment traiter utilement la tuberculose et résoudre le plus grave problème hospitalier si dans l'organisation de l'hôpital des vices irrémédiables mettent le chef de service, pour la maladie le plus facilement curable, dans une situation difficile? Il est nécessaire, préalablement à toute solution, d'améliorer les établissements, de donner aux salles un personnel mieux protégé, par suite plus apte et mieux instruit. L'une et l'autre réforme sont en cours d'exécution. Le personnel hospitalier n'a pas été transformé en quelques mois, mais nous avons la certitude d'un progrès vers une situation meilleure; nos services nouveaux ne sont pas tous construits, mais nous avons les plans sous les yeux et nous voyons, spectacle réconfortant, le démolisseur mettre la pioche dans les tristes épaves du passé et le maçon manier la truelle.

Les solutions de demain

La question de la tuberculose hospitalière n'est pas encore tranchée (3); l'hôpital des tuberculeux n'est pas encore construit (4).

(1) Ce résumé pourra s'éclairer de tous les documents nécessaires que MM. les membres du Congrès trouveront à la Bibliothèque de l'Administration.

(2) Il est intéressant de rappeler le nombre des lits qui, dans quelques mois, seront mis en service, en outre des constructions à terminer au cours de l'année 1906 ou 1907.

	Malades	Personnel
a. *Services de malades:*	—	—
Brévannes (tuberculeux adultes)	454	75
Brévannes (enfants tuberculeux)	92	10
Herold (enfants, médecine générale et tuberculeux)	96	12
Forges-les-Bains (infirmières anémiées).	25	3
Hendaye (enfants).	394	46

b. *Nouveaux logements du personnel* (chambres et petits logements):

Saint-Antoine, 117; Aubervilliers, 108; Ivry, 54; Saint-Louis, 142; Lariboisière, 39; Aulnay-sous-Bois, 23; Saint-Firmin, 14; Debrousse, 42; Brévannes (enfants convalescents), 10; École d'infirmières de la Salpêtrière, 166.

(3) En outre des documents administratifs, il convient de citer sur cette question quelques travaux récents: Faisans, Siredey et Barth, Rapport sur l'isolement des Tuberculeux dans les Hôpitaux, mém., *Soc. Méd. des Hôpitaux de Paris*, 1904, 3 s., XXI, 1107-1109. — M. Letulle, l'Isolement de nos tuberculeux, *Presse médicale*, 13 juin 1896, 1er août 1896, 30 juillet 1898, 24 décembre 1898, 9 et 16 mars 1904. — P. Georges, *le Rôle de l'hôpital dans la lutte antituberculeuse*, thèse, Paris, 1904, p. 102 et suiv. — De Lavarenne, *Presse méd.*, mars 1904.

(4) Cf. Landouzy, Du choix d'un terrain pour recevoir les invalides parisiens de la tuberculose, *Revue méd.*, Paris, 1905, 1er août.— Rapport sur le choix entre 3 domaines pour l'édification d'un hôpital de tuberculeux, *Bull. Académie de Médecine*, 3 s., l. III, 180-186.

Mais, là aussi, l'Administration a la certitude d'une solution prochaine. Des réformes générales ont donné des éléments pour une formule à instituer. La tâche de l'Assistance publique est grande encore. Elle commence seulement l'œuvre de préservation sociale et d'action locale; elle n'a pas encore réalisé l'isolement de ses tuberculeux dans les hôpitaux. Mais les études sont avancées. Elles se fortifient d'une revision générale de nos services.

Elles trouveront de nouvelles expressions dans les travaux du Congrès international de la tuberculose, dont les membres auront sous les yeux, par le présent aperçu, le mécanisme de notre organisation et l'image impartiale de l'œuvre réalisée en 1903, en 1904 et en 1905.

ANDRÉ MESUREUR.

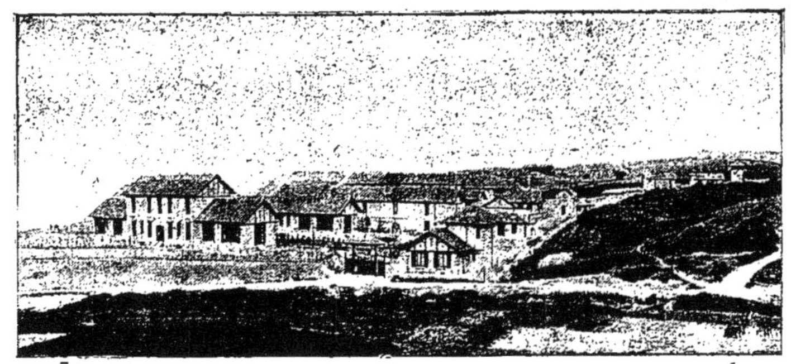

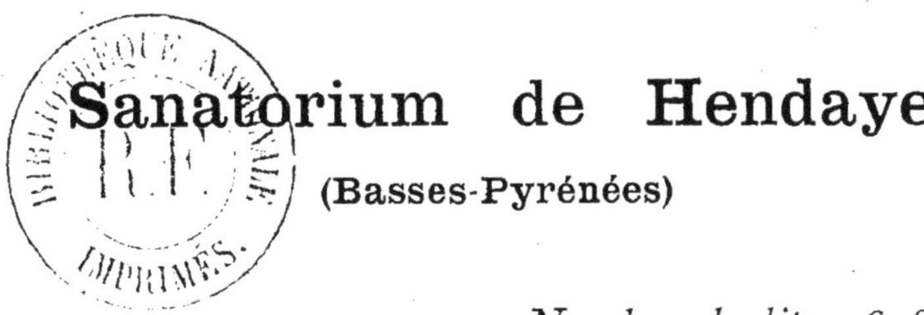

Sanatorium de Hendaye

(Basses-Pyrénées)

Nombre de lits : 628
(dont 400 en construction)

Situation

Le sanatorium de Hendaye est situé dans le golfe de Gascogne, à 2 kilomètres environ de l'embouchure de la rivière Bidassoa qui sépare la France de l'Espagne ; il a été ouvert au milieu de l'année 1899. 12 garçons et 14 filles partirent de Paris le 13 juin à 11 heures du matin, dans un wagon spécial appartenant à l'Assistance publique, pour arriver à la gare de Hendaye, le lendemain, à 5 h. 1/2 du matin ; un agent de l'Administration, assisté d'un interne en médecine et de deux infirmières des hôpitaux de Paris, accompagnaient ce premier convoi. Les enfants furent transportés au sanatorium, distant de la gare d'environ 3 kil. 500, dans des omnibus fermés. Ils furent installés dans un bâtiment servant de lazaret où ils restèrent 21 jours ; cette période d'observation écoulée, ils furent distribués par sexe dans les deux divisions, et le lazaret disposé, après une minutieuse désinfection, à recevoir le deuxième convoi. Depuis ce jour, les convois se sont succédé sans interruption.

Le sanatorium occupe une superficie de 36.700 mètres qui vient d'être augmentée par des acquisitions en vue de constructions en cours, destinées à augmenter le nombre des lits.

Le trajet de Paris à Hendaye s'effectue maintenant pour nos enfants dans un wagon spécialement aménagé, qui vient d'être mis en service et comporte 46 petits lits de dimensions différentes pour chaque taille, un compartiment destiné aux internes et au chef du convoi, un compartiment pour la surveillante et l'infirmière, une office-chaufferie et un water-closet. Ce wagon a été construit, sur les plans de M. Desbrochers des Loges, ingénieur de l'Administration, en 1904, sur les fonds provenant de l'emprunt de 45 millions.

Personnel

Directeur : M. Jules Iribe.— Médecin : M. le docteur Camino, assisté de 2 internes nommés à la suite d'un concours spécial.— Le personnel hospitalier se compose de 2 institutrices, 3 surveillantes, 4 premières infirmières, 6 infirmières, 13 filles de service.

Depuis le 14 juin 1899 jusqu'à ce jour, il est entré 2.738 enfants (1.463 garçons et 1.278 filles), et il en est sorti 2.536.

Il y a eu à déplorer 20 décès ; parmi les sortis on compte 1.637 guéris, 745 très améliorés ; les autres sont partis pour des causes diverses (réclamés par les familles, teigneux, contre-indication médicale, indiscipline).

Le sanatorium comprend 2 grandes divisions de 100 garçons et de 100 filles.

L'infirmerie avait été disposée pour 14 lits, le lazaret pour 26 lits, mais il a été nécessaire d'augmenter le nombre des lits,

Construction et travaux

Le programme demandant pour le lazaret et l'infirmerie des pavillons isolés, on a disposé ces deux pavillons, qui en cas d'épidémie constitueraient un véritable service d'isolement, sur le plateau qui se trouve à 7 mètres au-dessus du niveau de la mer. Le lazaret, naturellement placé près de l'entrée de l'établissement, est desservi par un chemin de voitures qui lui est spécial. Sur le plateau supérieur on a disposé le sanatorium proprement dit, constitué par les deux divisions de filles et de garçons ; ces divisions sont séparées par une cour d'honneur et réunies par les services généraux (1).

En dehors de ces emplacements exclusivement réservés aux enfants, on trouve à l'entrée un pavillon de concierge avec remise et écurie pour un cheval, puis, dans l'axe du chemin séparant les deux plateaux, un petit pavillon contenant les bureaux, puis encore, en arrière des cuisines, et dans le grand axe, un pavillon contenant le moteur à pétrole, l'abri des pompes, des magasins, etc. ; à proximité, le chantier à combustibles, puis enfin, à l'extrémité sud du terrain, sur un petit plateau situé à 20 mètres environ du niveau de la mer, un petit bâtiment contenant un dépôt mortuaire et une étuve à désinfection système Leblanc, et un second bâtiment renfermant le dépôt du linge sale (le linge devant être lavé dans le pays), une petite buanderie pour le linge à pansements qui de cette façon ne sortira pas de l'établissement, et un dépôt de matelas. — A proximité et sur le point le plus élevé du terrain, le réservoir. Au bord de la mer et au pied des dunes, un chalet pour les bains de mer avec cabine, déshabilloirs communs, vestiaire, chaudière pour le chauffage de l'eau des bains de pieds.

Services des malades. — *Lazaret* (26 lits). — Le lazaret se compose de deux sections de chacune 13 lits ainsi répartis : 1° à rez-de-chaussée, une salle de 5 lits et une chambre d'isolement de 2 lits avec chambre d'infirmière entre les deux ; 2° au 1er étage, une salle de 6 lits avec chambre d'infirmière.

Comme dépendances, chacune de ces deux sections dispose : à rez-de-chaussée : d'un water-closet, d'un vidoir, d'un cabinet de débarras et d'un cabinet de bain ouvrant sur un dégagement central commun avec les salles, puis, à la suite de la salle de 6 lits, d'une salle de jeux-réfectoire qui en cas d'épidémie pourrait recevoir au moins 6 lits ; au 1er étage, d'un water-closet et d'une salle d'isolement.

Ces deux sections sont séparées à rez-de-chaussée par un vestibule contenant l'escalier et par une office commune. Chacune d'elles a un préau découvert entouré de clôtures métalliques et d'une double haie d'arbustes. Ces préaux sont plantés d'arbres ; on y a accès par les salles de jeux.

---

(1) Notice extraite de la *Revue d'hygiène et de police sanitaire*, par M. Belouet, architecte, mai 1899 ; Masson, éditeur.

En avant du vestibule d'entrée est un porche permettant aux enfants de descendre à couvert. En cas de vent violent et de pluie, des rideaux permettent de fermer ce porche pendant cette descente.

Infirmerie (14 lits). — Ce bâtiment qui n'a qu'un rez-de-chaussée comprend aussi 2 sections de chacune 7 lits répartis dans des salles de 5 et de 2 lits avec chambre d'infirmière entre deux salles et salle de jeux-réfectoire pouvant à l'occasion recevoir 6 lits.

Pour l'ensemble de ces sections, les dépendances ouvrant toutes sur le dégagement central se composent d'une office, d'une salle de bains, d'une petite pharmacie ou dépôt de médicaments usuels (les médicaments sont préparés et fournis par les pharmaciens de la localité) et d'un dépôt de linge, le tout commun aux deux sections, puis pour chacune d'elles d'un water-closet et d'un vidoir. Au centre du pavillon, on trouve le vestibule d'entrée et une salle d'opérations renfermant tous les éléments nécessaires aux interventions chirurgicales et installée suivant les données adoptées pour ces salles d'opérations dans nos hôpitaux.

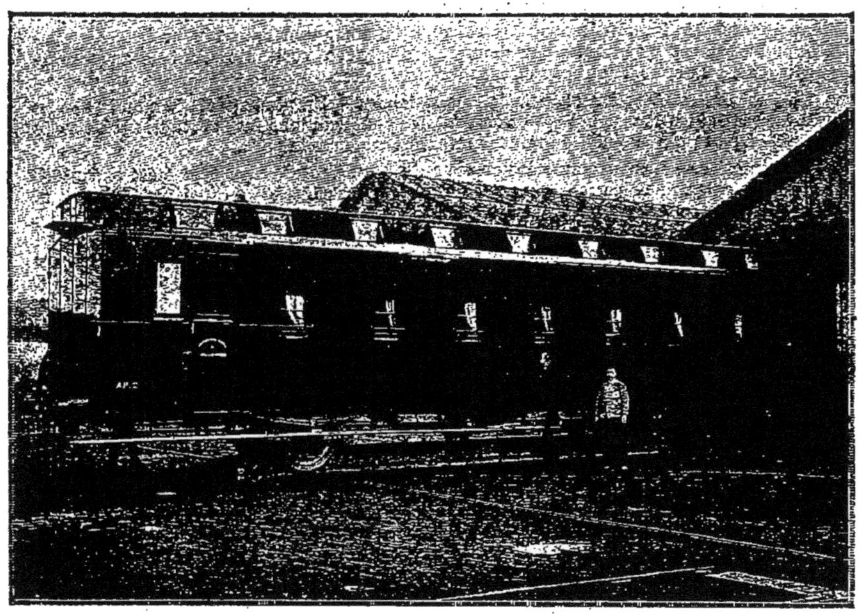

Chacune de ces sections a un préau auquel on accède par la salle de jeux, et qui est installé comme les précédents.

Divisions des filles et des garçons (200 lits). — Ces divisions sont entièrement semblables. Chacune d'elles se compose: 1° d'un pavillon élevé d'un rez-de-chaussée seulement, renfermant : une salle de 34 lits, avec deux chambres d'infirmières, et dans un pavillon de tête une salle de 6 lits destinée aux enfants obligés de garder momentanément le lit, soit que leur état n'exige pas leur transfert à l'infirmerie, soit que l'encombrement momentané de l'infirmerie empêche ce transfert; cette salle qui renferme également une chambre d'infirmière a pour annexe une terrasse couverte, mais entièrement ouverte, de plain-pied avec elle, et où les enfants peuvent être exposés à l'air sur des lits de camp et abrités du vent ou du soleil par des rideaux de toile ; une petite office, des water-closets, un vidoir, un lavabo, un débarras et un vestibule constituent les dépendances de ce pavillon ; 2° d'un pavillon élevé d'un rez-de-chaussée et d'un 1er étage, renfermant à chaque étage une salle de 24 lits avec chambre d'infirmière et dans un pavillon de tête à chaque étage également une salle de 6 lits avec terrasse et dépendances comme au pavillon précédent ; 3° d'un préau couvert placé exactement dans l'axe du préau découvert situé entre ces deux pavillons et relié à chacun d'eux par une galerie couverte et vitrée du côté du midi ; 4° d'une classe pour 25 enfants, ouvrant directement sur le préau ; 5° d'un préau découvert clos du côté de la mer par une clôture en grillage ; 6° de water-closets ouvrant sur une galerie et desservant les préaux et la classe.

Services généraux. — Ce bâtiment, placé en arrière des deux divisions qu'il relie entre elles à leur extrémité sud, est élevé d'un rez-de-chaussée et d'un 1er étage. Il renferme : 1° à rez-de-chaussée, du côté des garçons et en prolongement du pavillon de 60 lits le service des bains ouvrant sur un large vestibule assurant la communication entre la division des filles et le réfectoire ; du côté opposé et dans la même situation, la lingerie et un même vestibule ; au centre, sur la cour d'honneur, deux réfectoires de 100 places ; en arrière de ces réfectoires, le service de la cuisine comprenant : la cuisine, une laverie, une pièce pour le pain, les légumes secs, etc., une boucherie et une pièce pour l'épluchage et la distribution du vin (ces 4 pièces ouvrant directement sur la cuisine), puis un refectoire pour les gens de service et un vestibule d'entrée avec la descente de cave ; 2° sous l'ensemble du service de la cuisine seulement, des caves à vin, à légumes, etc. ; 3° au 1er étage, au-dessus des bains et desservis par un escalier spécial, un logement de surveillante et un logement de garçon de bureau ; au-dessus de la lingerie et avec escalier spécial, le vestiaire général des enfants et un logement de surveillante. Enfin, au-dessus des réfectoires, un appartement pour le directeur-comptable et un logement pour deux internes avec vestibule d'entrée au rez-de-chaussée sur la cour d'honneur et escalier particulier.

Système de construction et installations spéciales. — La plus stricte économie devant présider à l'édification de cet établissement, les constructions furent étudiées en vue de l'emploi à peu près exclusif de matériaux en usage dans le pays.

Maçonneries. — Les maçonneries en mur de 0 m. 45 et de 0 m. 50 ont été exécutées en pierre calcaire noire fort dure, provenant de carrières ouvertes à proximité et hourdées en mortier de chaux hydraulique. La taille de cette pierre étant fort coûteuse, on n'a pu l'employer que sous forme de moellons, et dans ces conditions, vu son aspect peu agréable et son irrégularité, on a dû faire à l'extérieur des enduits en mortier dits crépis tyroliens. Pour ces mêmes raisons, les ébrasements, appuis de fenêtres et bandeaux ont été exécutés en ciment de Portland. Des assises de brique apparente dans les chaînes d'angle, et quelques arcs en même brique viennent rompre la monotonie de ces enduits.

A l'intérieur, tous les murs sont revêtus de plâtre sur enduits en mortier. Les angles des murs et plafonds sont arrondis ou bien disposés en pans coupés. Suivant un usage fort répandu dans le pays, des cloisons légères en briques, isolées de 4 à 5 centimètres des murs, ont été disposées en revêtement intérieur des murs des façades exposées au sud-ouest, à l'ouest et au nord-ouest. Dans le même ordre d'idées, la Commission avait demandé que le nombre des baies éclairant les salles de malades soit diminué de moitié dans les faces exposées à l'ouest, dispositions qui au point de vue de l'ordonnance des façades sur les préaux ne laissent pas que d'être assez désavantageuses.

La nature du sol et son irrégularité ont nécessité par endroits des fondations de 3 mètres et 4 mètres de profondeur, sur puits reliés par des arcs en maçonnerie. Dans tous les pavillons, d'une manière générale, le plancher du rez-de-chaussée est à environ 0 m. 80 au-dessus du sol des cours. On a ménagé dans le soubassement, qui est en moellons apparents, des soupiraux fermés par des grillages à mailles serrées permettant sous ces planchers une circulation d'air qui, vu l'humidité des couches inférieures du sol, a paru indispensable.

Planchers et charpentes. — Les planchers du rez-de-chaussée sont en fer et hourdés en brique creuse. Les planchers dans les étages et les charpentes sont en bois de pin des Landes. Sur les pignons et les façades, des bois apparents, à la partie haute, rappellent les pans de bois apparents des anciennes constructions basques, fort nombreuses dans les environs. Tous les linteaux des baies sont également en bois apparent, et ces bois pour égayer les façades sont peints en couleurs vives (vert pour les charpentes et brun rouge pour les volets).

Distributions intérieures. — Toutes les cloisons de distributions intérieures sont en brique creuse jusqu'à hauteur de 1 m. 10 environ et au-dessus entièrement vitrées. Les cloisons et murs de refend sont en brique et en moellon.

Menuiseries. — Toutes les menuiseries sont en bois de pin ou de sapin. Les volets des fenêtres des pavillons de malades sont à 4 vantaux et fermant en tableaux. De cette façon, quelle que soit la rapidité avec laquelle pourraient arriver le vent et la pluie, les infirmières pourront sans aucun danger fermer les volets en temps utile.

Couverture. — La couverture est entièrement en tuile à recouvrement, et toutes ces tuiles sont fixées aux liteaux avec des attaches en fil de fer galvanisé. Cette couverture a été spécialement étudiée en vue des vents qui par moment soufflent avec la plus grande violence, et presque partout les noues et les arêtiers ont été évités. Cette préoccupation a conduit par conséquent à des dispositions fort simples et par conséquent aussi à des silhouettes peu mouvementées. Mais si elle a nui quelque peu à l'effet à produire, elle a eu des résultats pratiques qu'il a été donné de constater au cours même de cet hiver. Pendant les violentes tempêtes qui ont fait rage pendant quelques jours sur les côtes de l'Océan, ces couvertures, quoique non complètement achevées par endroits, n'ont subi aucun dommage.

Sols. — Par économie, il a été décidé que les sols seraient d'une manière générale parquetés en parquet de pin des Landes. Dans toutes les localités occupées par les malades, une plinthe en bois noyée dans les enduits et avec glacis en pan coupé raccorde ces enduits avec les parquets. Dans tous les endroits où l'eau a dû être amenée

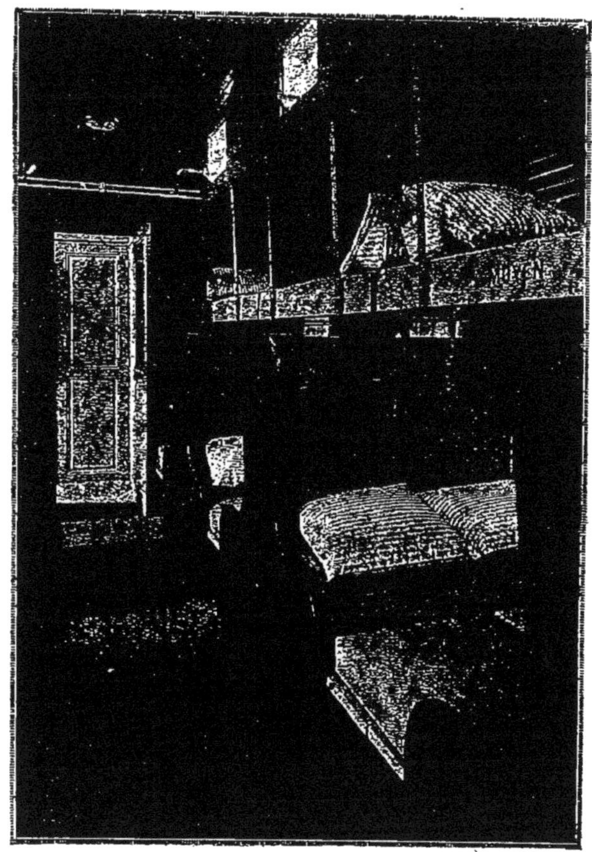

par exemple dans les salles de bains, lavabos, water-closets, office, cuisine et dépendances, bains généraux, et aussi dans les réfectoires, les vestibules à rez-de-chaussée et les terrasses à rez-de-chaussée en avant des pavillons de malades, les sols sont en carreaux de Pont-Sainte-Maxence, rouges, jaunes, noirs et gris à dispositions diverses et avec plinthes à glacis. Les terrasses des pavillons de 60 lits ont été recouvertes en ciment armé.

Revêtement en faïence. — Des revêtements en faïence sur murs et cloisons, à hauteur moyenne de 1 m. 30, ont été établis dans les water-closets, les salles de bains, les bains généraux, la boucherie, et au point de vue décoratif dans les deux grands réfectoires.

Lavabos et water-closets. — Les lavabos des enfants sont constitués par une auge en grès sur supports en fer.

Une sorte de recouvrement également en grès assure une jonction étanche entre ce lavabo et le mur revêtu de faïence auquel il est adossé. Des grillages mobiles recouvrent ces auges de façon que les enfants n'y peuvent projeter aucun objet ni en toucher les parois. Chaque enfant a à sa disposition un robinet à pomme d'arrosoir assez élevé pour lui permettre de se laver directement la tête et le cou à l'eau courante.

Au-dessus de ces lavabos, à 1 m. 30 au-dessus du sol, sont disposés des casiers pour les peignes et les brosses à tête. Ces casiers, dont le modèle a été créé spécialement pour Hendaye, sur les indications de l'architecte, M. Belouet, par les usines du Pied-Selle, se composent d'une série d'alvéoles de 0 m. 15 × 0 m. 15 et 0 m. 18 de profondeur, constituées par une tablette horizontale et des séparations verticales de 0 m. 12 à 0 m. 13 de hauteur et au-dessus, à 0 m. 03 environ de ces séparations, par une autre tablette horizontale. Tous ces éléments sont en fonte émaillée et tous les angles en sont arrondis. Ces alvéoles, qui, suivant les besoins, peuvent être disposées en hauteur sur deux ou trois rangs ou plus, sont supportées par des consoles également en fonte émaillée scellées au mur et elles sont fixées à ces consoles de telle façon que toutes les tablettes soient à environ à 0 m. 01 du revêtement en faïence. Grâce à ces dispositions et à la matière employée, les parois peuvent être lavées et désinfectées avec la plus grande facilité. Un petit cartouche venu de fonte permet d'accrocher à chacune de ces cases un numéro en tôle émaillée. A l'angle de la pièce, on a installé une boxe avec une sorte de cuvette-bidet à effet d'eau. Sous la surveillance de l'infirmière, on habitue les enfants à y faire successivement leur toilette intime. Enfin, dans cette même pièce, sont des porte-serviettes constitués par des pieds en fer rond montés sur fortes roulettes et supportant un cadre supérieur en fer méplat sur lequel est rivée une série de doubles crochets (un à l'extérieur pour la serviette, un à l'intérieur pour l'éponge). Au-dessus de chacun de ces crochets est un cartouche avec numéro mobile en tôle émaillée.

Tous les appareils de water-closets sont du type tout à l'égout en grès, sans abattants. Ils ont été créés spécialement pour cet établissement et les services d'isolement des enfants malades.

D'importants travaux sont en cours, en vue de l'agrandissement du sanatorium. D'autre part, l'Administration procède actuellement à la conclusion d'un traité avec la ville de Hendaye tant pour l'adduction des eaux de source que pour l'éclairage électrique.

Le projet en cours d'exécution a pour but : 1° la création à Hendaye de bâtiments pour 400 enfants, de manière à doubler la population du sanatorium ; 2° la modification ou l'agrandissement des services généraux pour les rendre aptes à desservir facilement une population de 400 enfants ; 3° la création d'un service d'isolement.

D'une manière générale, les dispositions adoptées pour la construction des bâtiments existants (orientation, aspect extérieur, distribution intérieure) sont reproduites dans les nouveaux pavillons. Les nouveaux pavillons pour 400 enfants s'élèvent en arrière des bâtiments actuels sur les terrains récemment acquis de l'Institut. L'Administration avait tout d'abord songé à construire le futur service en avant des bâtiments déjà existants en bordure de la plage, mais à cet emplacement le sol est constitué par des glaises coulantes provenant de remblais et reposant sur le sable de la plage. Il aurait donc fallu aller chercher une assise résistante à 10 mètres de profondeur et encore aurait-on été exposé à des glissements dans la masse, glissements pouvant avoir une action sur les points d'appui à créer.

En raison de la pente assez accentuée du terrain choisi, il serait nécessaire de créer un plateau à la cote 12. Les bâtiments existants sont situés à la cote 9.

Deux nouvelles divisions seront créées. Elles comprendront chacune un pavillon de 60 lits et un de 40. Ces quatre pavillons auront un rez-de-chaussée et un étage. Les deux pavillons de 60 lits seront placés au centre du groupe ; les pavillons de 40 lits se trouveraient, l'un à droite, l'autre à gauche. Tous seraient reliés ensemble par des galeries. Une galerie de communication rattachera également le nouveau groupe à l'ancien.

Pavillons de 60 lits. — Le rez-de-chaussée sur sous-sol comprendrait une grande salle de 24 lits (long., 25 m., largeur 6 m. 50, haut. 4 m. 10, soit un cube d'air de 27 m. cubes par lit) ; cette salle sera éclairée et aérée par 9 fenêtres dont 6 du côté est et 3 seulement du côté ouest. Dans l'un des angles de la salle sera ménagée une petite pièce vitrée servant de chambre à l'infirmière de service. A son extrémité nord, le bâtiment présenterait une partie élargie formant la tête du pavillon et regardant la mer. Dans cette partie se trouvera le couloir de dégagement aboutissant aux galeries de communication, ainsi que l'escalier conduisant à l'étage, puis un petit vestibule à droite duquel seraient les lavabos, à gauche les water-closets, vidoirs, armoire à linge, puis une salle de 6 lits éclairée par 3 fenêtres et communiquant avec une loggia extérieure par 2 portes-fenêtres. Cette salle aurait également dans un angle une petite chambre d'infirmière.

Pavillons de 40 lits. — Les pavillons de 40 lits auront les mêmes dispositions et aménagements que ceux de 60 ; ils comprendront au rez-de-chaussée et au 1er étage une salle de 14 lits éclairée et aérée par 6 fenêtres (4 sur la façade est, 2 sur la façade ouest) et dans leur partie nord une salle de 6 lits et les annexes comme dans les pavillons de 60 lits. La disposition qui consiste à ne ménager qu'un nombre restreint de baies s'ouvrant à l'ouest a été adoptée comme précaution contre l'humidité : à Hendaye, les pluies s'accompagnent presque toujours de vents d'ouest. Pour répondre au même souci d'éviter toute humidité, une cloison d'isolement en briques de 0 m. 04 sera élevée à l'inté-

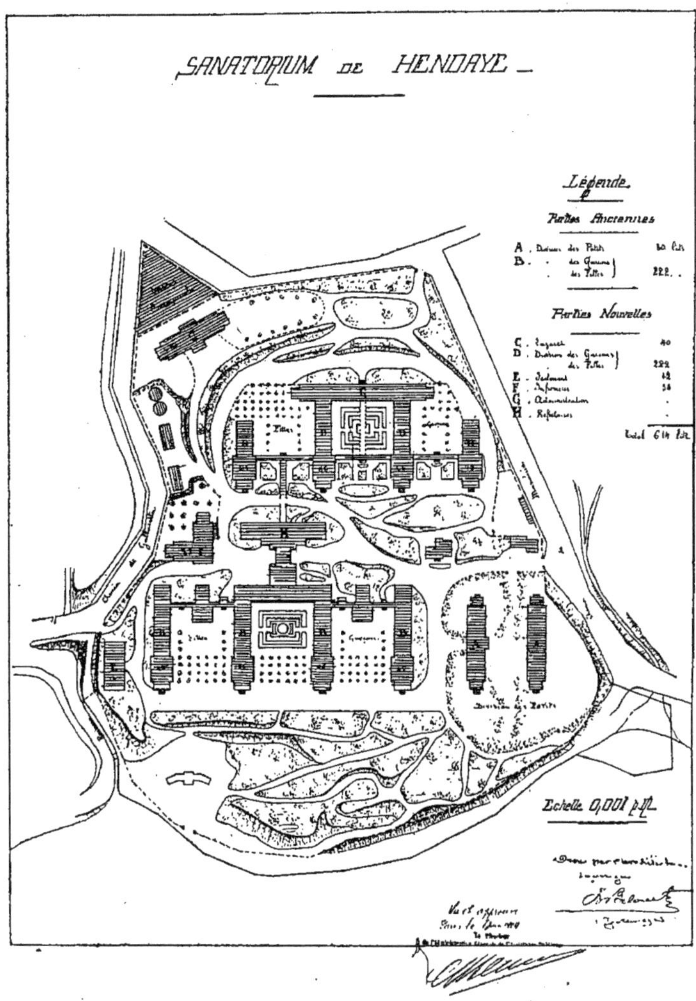

rieur des salles au long des murs du côté ouest : un vide de quelques centimètres sera ménagé entre cette cloison et le mur.

Pavillon du personnel et des services généraux.— Ce pavillon sera construit en arrière des bâtiments qui viennent d'être décrits et perpendiculairement à eux : il aura en effet son grand axe dans la direction est-ouest, et sa façade nord viendra se souder à l'extrémité sud des deux pavillons de 60 lits. Il comprendra un rez-de-chaussée sur caves et sous-sols et deux étages. Au rez-de-chaussée se trouvera : au centre, vestibule et escalier desservant les étages ; dans la partie ouest, le préau des garçons et la classe ; dans la partie est, le service des bains comprenant chaufferie, salle de déshabillage, salle d'hydrothérapie, 17 baignoires en boxes et 2 cabinets de bains pour le personnel. A l'extrémité de la partie est sera le préau des filles. Au 1er étage et desservis par l'escalier placé au centre du bâtiment, on trouve : 1° le logement des internes composé de 2 chambres avec cabinet de toilette, salle à manger, cuisine et water-closet; 2° un logement d'employé composé d'une chambre avec cabinet de toilette, salon, salle à manger, petite chambre, chambre de bonne, cuisine et water-closet. Aux extrémités du bâtiment et desservies par des escaliers placés au point de jonction des bâtiments de malades avec le bâtiment du personnel, il y aura de chaque côté 3 chambres d'infirmières avec un débarras et water-closets. Au 2° étage, dans la partie centrale, seront aménagés 4 logements de surveillantes comprenant chacun, entrée, chambre avec cabinet de toilette, salle à manger, cuisine, water-closet. A chaque extrémité du bâtiment, 3 chambres d'infirmières avec la même disposition qu'à l'étage inférieur.

Cuisine. — Réfectoires. — La cuisine et les réfectoires installés pour le service d'un établissement de 200 enfants seront remaniés de manière à se prêter aux besoins d'une population doublée. Les modifications apportées aux locaux sont les suivantes : L'ancienne paneterie sera annexé à la cuisine proprement dite : il y aurait par suite à supprimer une partie de cloison; un 2° fourneau de cuisine sera installé. La salle d'épluchage sera agrandie par l'adjonction d'une pièce voisine servant de magasin. Un petit bâtiment sera construit pour relier la cuisine actuelle et le bâtiment de la pompe. Dans sa partie centrale, ce bâtiment renfermera le couloir de communication : à droite, on rencontrera la laverie, à gauche, la paneterie et un atelier. Le bâtiment de la pompe sera divisé en deux par le couloir de communication : à droite, descente de cave et water-closets, à gauche, atelier de mécanicien, salle des moteurs et pompe,

A la suite du bâtiment de la pompe et parallèlement aux anciens réfectoires sera élevée une construction à rez-de-chaussée renfermant, à droite du couloir qui la partage en deux suivant son petit axe, un réfectoire de 100 places pour les enfants et le réfectoire des filles de service, et à gauche un second réfectoire de 100 places, le réfectoire des garçons de service et une office. Une galerie vitrée du côté ouest partira du pavillon des réfectoires et reliera les anciens bâtiments au nouveau service. Par suite de la dénivellation du terrain, on pourra aménager sous le réfectoire de droite un magasin avec accès sur la face sud et une cave pour la cuisine avec accès sur la face nord.

Pavillon d'isolement. — Enfin un pavillon d'isolement sera construit dans la partie est du terrain actuel du sanatorium au niveau des bâtiments existants. Il comprendra au rez-de-chaussée : un vestibule, une office, des water-closets, une salle de bains (2 baignoires), 6 chambres de malades, 2 chambres d'infirmières et un préau. Au 1er étage : 6 chambres de malades, une chambre d'infirmière, un laboratoire, un water-closet avec vidoir. Tous ces bâtiments seront reliés aux canalisations d'eau ainsi qu'à la canalisation du « tout à la mer » : ils seront, comme les bâtiments existants, pourvus de postes de secours contre l'incendie. Le chauffage sera assuré par des poêles comme dans les bâtiments existants.

Enfin, à ce projet d'agrandissement se rattache une amélioration vraiment désirable au point de vue de la sécurité et de la propreté des services. Nous voulons parler de la substitution de l'éclairage électrique au pétrole. La commune de Hendaye a fait établir un réseau de canalisations électriques et l'Administration vient de traiter avec elle. Il en est de même pour la fourniture de l'eau.

Ces travaux actuellement en voie d'exécution sont imputés pour partie sur le reliquat des fonds mis en 1896-1897 à la disposition de l'Administration pour combattre la tuberculose. — M. Belouet, architecte.

Régime intérieur et administration

L'admission des enfants au sanatorium est prononcée à la suite de l'examen d'une Commission médicale, dite des enfants chroniques, présidée par M. Félix Voisin, vice-président du Conseil de surveillance ; cette Commission a sous les yeux les dossiers établis, soit par les chefs de service, soit par les médecins de la consultation d'un hôpital d'enfants, et le dossier administratif qui résume les enquêtes sur la situation des parents, le domicile de secours, etc. Actuellement l'encombrement est considérable et les postulants doivent attendre de longs mois : l'ouverture prochaine des nouveaux bâtiments permettra sans doute de réduire ces délais pendant lesquels la situation de l'enfant s'aggrave.

Sont admis à Hendaye, suivant avis du Conseil de surveillance du

18 mai 1899 : 1° les petits rachitiques au début, au-dessous de 5 ans, dont l'état ne nécessite pas d'appareils spéciaux ; 2° les convalescents d'affections aiguës ou chroniques ; 3° les lymphatiques, les adénopathies légères non suppurées ; en un mot tous les enfants en état de réceptivité, déprimés ou anémiés, les « prétuberculeux » dans toute l'acception du terme. Par contre, les tuberculoses pulmonaires ouvertes, les tuberculoses osseuses justiciables d'un traitement chirurgical, les affections nerveuses sont autant de causes d'exclusion.

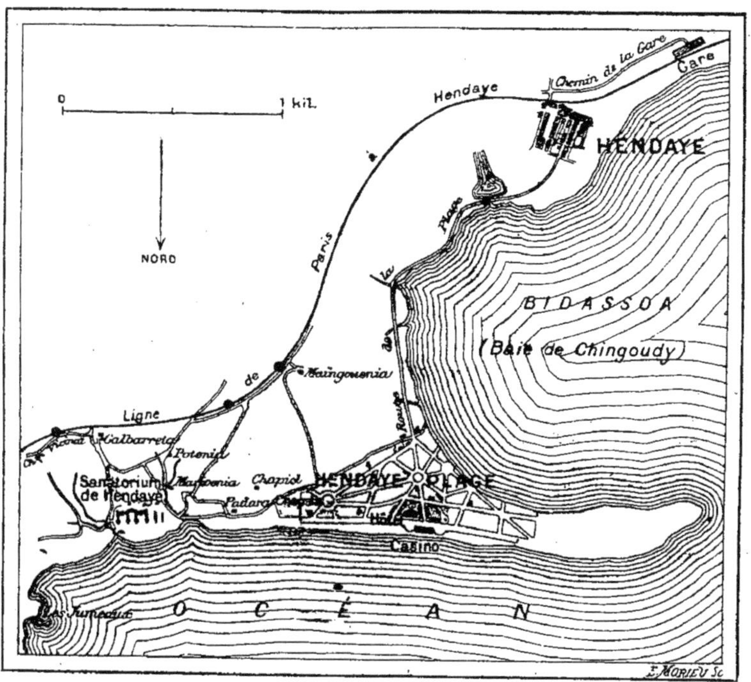

C'est le médecin qui est juge de la durée du traitement, en certains cas prolongé 6 et 9 mois.

Nous ne pouvons mieux faire que de rappeler les conclusions de M. le docteur Camino, médecin en chef du sanatorium, au Congrès de thalassothérapie de Biarritz (1903) :

« Ce devait être, a-t-il dit, une maison de cure pour les scrofuleux, les rachitiques et les convalescents. Ce fut d'après ces principes que furent constitués les premiers convois d'enfants ; M. le professeur Lannelongue en avait dosé la composition. En général, les adénités et les rachitiques avec quelques anémiques en formaient le corps principal ; les affections pulmonaires étaient exceptionnelles.

« Depuis cette époque, la lutte contre la tuberculose étant devenue l'objet de la préoccupation générale, on ne s'étonnera pas que les commissions médicales se soient laissé influencer par l'atmosphère médicale ambiante ; les prétuberculoses d'abord, plus tard les tuberculoses au début ont fait leur apparition dans l'établissement. Un nombre appréciable de tuberculoses ouvertes ont même été admises sous un nom d'ailleurs emprunté. Si bien que les derniers convois nous ont donné d'une façon approximative 20 tuberculoses en germe ou en activité sur 33 enfants inscrits. Il faut reconnaître que l'Assistance publique, fidèle observatrice des règlements administratifs, tout en suivant d'un œil complaisant les bons résultats donnés par le sanatorium dans tous les genres de maladies, n'a pas cessé de protester contre ces errements.

« MM. Napias, Mourier, Mesureur ont signalé leur direction par d'énergiques circulaires dans ce sens et se sont efforcés de refaire du sanatorium la maison de convalescence décidée au début. Quant à nous, nous avons la conviction, après quatre années d'observations, qu'on peut mettre au sanatorium de Hendaye tout ce que l'on veut, que le climat s'adapte merveilleusement à toute la gamme des misères infantiles et que le facteur qui doit guider dans les choix est surtout la balance : Temps — Dépense — Guérison.

« Un scrofuleux à grosses adénites guérit mal à Hendaye. Un tuberculeux ouvert ne guérit pas en 6 mois. Ces deux malades auront immobilisé inutilement pendant 6 mois deux lits d'hôpital qui auraient guéri merveilleusement un anémique suspect — un candidat à la tuberculose. On ne saurait trop insister sur ce point capital pour l'avenir de l'œuvre.

« Sur 100 enfants reçus à Hendaye, et défalcation faite des tuberculoses ouvertes, 75 °/o guérissent. Les 25 °/o qui restent sont améliorés, mais leur avenir reste douteux. Ils ne gagnent rien au sanatorium et ils pourraient profiter des colonies agricoles.

« En résumé, l'expérience a démontré que tous les petits malades parisiens se trouvent indistinctement bien du climat et de la cure de Hendaye : mais qu'une certaine catégorie, qu'on l'appelle anémie suspecte ou prétuberculose, s'y trouve particulièrement bien. Je veux parler de ces enfants à peau fine et décolorée, inappétents, facilement fébriles, souvent fils de parents tuberculeux.

« On sait déjà que le rachitisme guérit sur toutes les plages, que les scrofuleux se trouvent mieux du séjour des côtes plus tourmentées par la houle et par le vent, comme celle de Berck. »

SANATORIUM DE HENDAYE (STATISTIQUE DEPUIS LA FONDATION)

DÉSIGNATION	1899	1900	1901	1902	1905
Dépenses	71,850 fr. 50	147,114 fr. 26	150,509 fr. 91	164,981 fr. 01	168,141 fr.
Journées	23,348 j.	68,081 j.	74,237 j.	74,133 j.	»
Prix moyen de la journée	»	2 fr. 1608	2 fr. 0274	2 fr. 2254	2 fr. 10
Durée moyenne du séjour	»	200 j. 22	200 j. 10	172 j. 80	»
Dépense moyenne du traitement de chaque administré	»	432 fr. 63	405 fr. 68	384 fr. 55	»
Nombre moyen de lits occupés pendant l'année	»	186 lits	203 lits	203 lits	»
Dépense moyenne de chaque lit	»	790 fr. 93	741 fr. 42	812 fr. 71	»

Bibliographie. — Thèses de M. Marcou-Mustner, *le Sanatorium de Hendaye ;* Paris, 1901, et de M. Verneau, anciens internes du sanatorium. — Belouet, *Revue d'hygiène et de police sanitaire,* mai 1899 ; Masson, éditeur. — Conseil de surveillance, procès-verbaux (1902-1903), pages 122, 545, 641, 675.

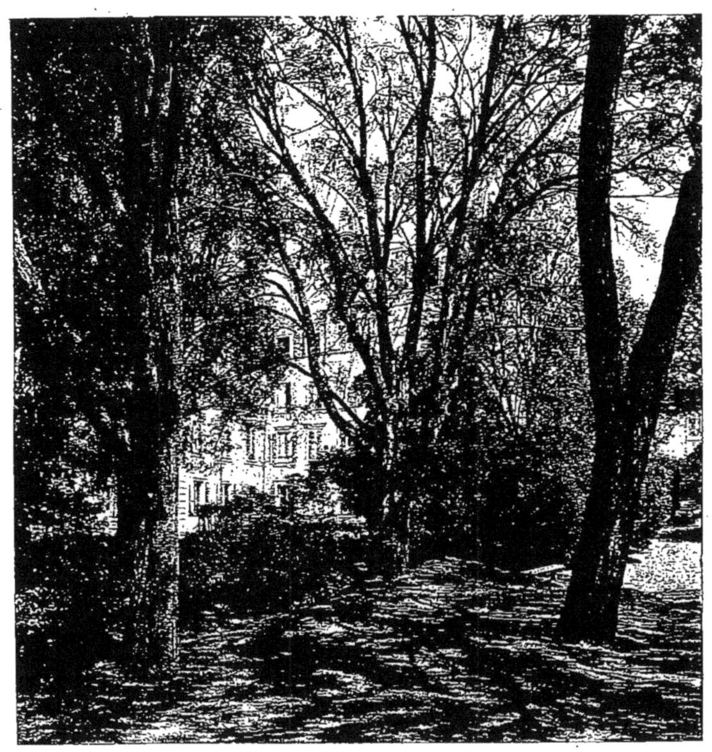

Forges-les-Bains

(Seine-et-Oise)

Nombre de lits : 307

Hôpital de Forges-les-Bains	226 lits
Orphelinat Ribouttè-Vitallis	40 —
Fondation Albert Hartmann	16 —
Pavillon de convalescence du personnel hospitalier	25 —

Situation

A Forges-les-Bains, petite commune du département de Seine-et-Oise, située à 5 kilomètres de Limours et à 45 kilomètres de Paris, l'Assistance publique de Paris possède quatre établissements. La commune, abritée dans une vallée fertile, entourée de bois, possède de nombreuses sources naturelles qui, en plusieurs endroits, forment des étangs d'une assez grande surface. L'eau de ces sources, extrêmement agréable et saine, est légèrement alcaline et ferrugineuse. Prise en boisson, donnée en bains, elle forme, avec l'air même qui est vif et pur, la base d'un traitement contre l'anémie. Un établissement hydrothérapique, exploitant ces propriétés curatives, fonctionna à Forges jusqu'en 1882.

En raison des sources abondantes que l'on voit un peu partout sourdre du sol, l'air, parfaitement salubre dans les hauteurs, est, dans les bas-fonds, près des étangs, assez humide. Le climat y est tempéré, plutôt frais en été, sans froids excessifs cependant en hiver.

Couverte de riches cultures, plus belle par ses châtaigniers centenaires, ses pins, ses chênes, ses tilleuls, ses peupliers magnifiques, toute la contrée est environnée de propriétés et de châteaux.

Les quatre établissements possédés par l'Assistance publique et dont le dernier vient d'être seulement terminé seulement sont :

L'*Hôpital* (ouvert en 1860), destiné aux enfants anémiés et aux convalescents des hôpitaux de Paris — garçons et filles — scrofuleux, anémiques, cardiaques, etc.; 226 lits réglementaires (114 garcons, 112 filles) ;

L'*Orphelinat Riboutté-Vitallis* (40 lits) et la *Fondation Hartmann* (16 lits), le premier datant de 1882, le second de 1892, destinés, l'un et l'autre, à recueillir et à élever, de 7 à 16 ans, des enfants pauvres, de préférence orphelins (garçons, Parisiens de naissance);

Enfin, le *Pavillon de convalescence et de repos pour le personnel féminin hospitalier*, bâtiment commencé en 1904, terminé cette année et sur le point d'être mis en service (25 lits).

Directeur : M. DE COURCY. Médecin : M. le docteur DOUMENGE, ancien interne des hôpitaux de Paris.

Personnel

Le personnel se compose de 44 personnes, tant pour le personnel hospitalier que pour les services généraux, en outre du personnel professionnel fixe : 9 surveillants et surveillantes, 14 infirmières et 21 garçons et filles de service.

Hôpital

Le traitement, à l'hôpital, consiste presque exclusivement en une cure de grand air pendant toute la journée, en bains chauds, pendant la saison froide, en bains de piscine, l'été.— A cette base s'ajoutent les quelques fortifiants prescrits par le médecin, une nourriture simple, mais abondante et soignée, une hygiène corporelle constante. — Les dortoirs sont vastes, aérés, et contiennent peu de lits. L'air et la lumière circulent librement partout. Les résultats que l'on obtient, avec ces moyens presque élémentaires, sont immédiats : débilités, pâles, anémiés à leur arrivée, les petits malades, avec le grand air, la bonne nourriture, la propreté, les bains, se transforment en un mois et le nombre est insignifiant de ceux qui doivent garder le lit dans les infirmeries ; le plus souvent ces services ne servent que de dortoirs comme les divisions.

Un convoi amène, chaque mois, des enfants nouveaux, une cinquantaine environ.

La durée du séjour varie entre 4 et 6 mois. La mortalité est à peu près nulle dans l'établissement : un, deux, trois décès au plus par année — souvent pas.

L'Administration a fait construire, cette année, un pavillon de 20 lits destiné à isoler les contagieux.

L'établissement contient, avec les services généraux : 6 dortoirs de 18 lits chacun (3 de garçons, 3 de filles), 2 infirmeries dont 1 de 60 lits (garçons) et 1 de 58 lits (filles).

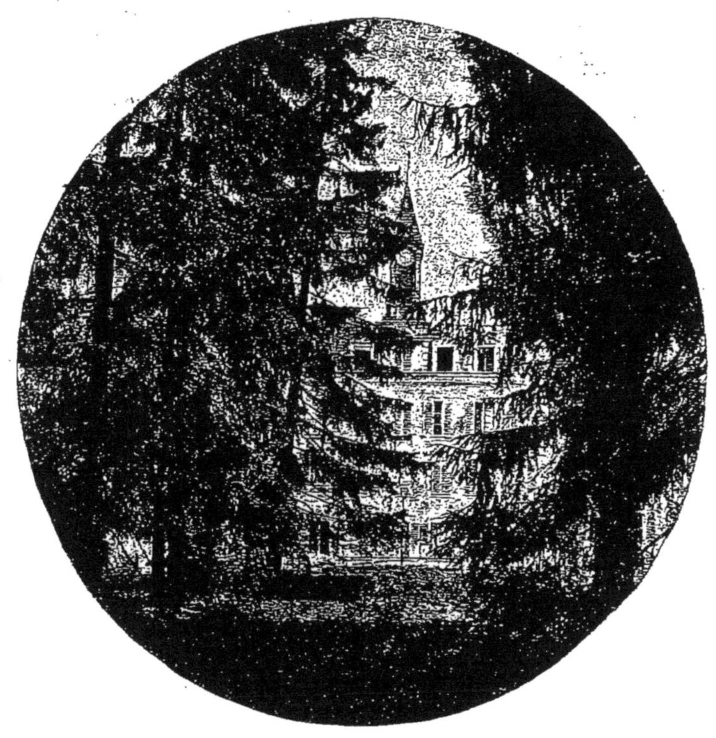

Pavillon de convalescence du personnel hospitalier

Ce bâtiment, construit en meulière avec toit de tuiles rouges, s'élève en plein bois, sur une hauteur, à l'extrémité nord de l'hôpital dont il est distant de 400 mètres. Il se compose d'un rez-de-chaussée et de deux étages, et contient 22 chambres pour les infirmières anémiées ou convalescentes, salle de réunion, salle à manger, cuisine avec dépendances, cabinet pour le médecin, des magasins, 2 lingeries, logement pour la surveillante. Les murailles sont peintes à l'huile, les parquets sont en bois dans les chambres et en grès cérame dans les dépendances.

En raison de sa destination spéciale, particulièrement intéressante, ce pavillon offre, tant dans son intérieur que dans ses aménagements intérieurs, avec l'air et la lumière répandus partout à profusion, une certaine recherche de confortable et de gaieté.

Ce pavillon a été construit sur les fonds de l'emprunt de 45 millions (grands travaux hospitaliers). — M. Belouet, architecte.

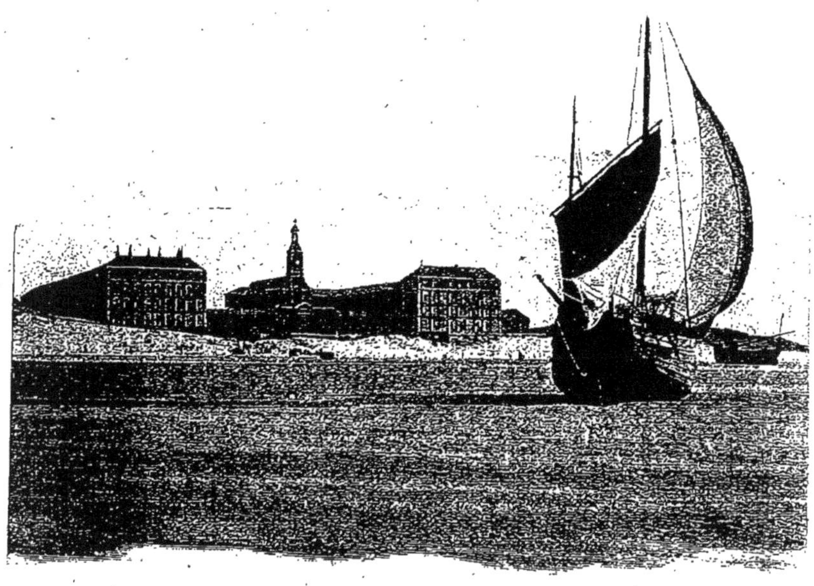

Hôpital maritime de Berck-sur-Mer

(Pas-de-Calais)

Nombre de lits : 1.018
(dont 300 lits en construction)

Situation

L'hôpital maritime a été élevé en 1867 sur le littoral de la Manche, à l'extrémité d'une pointe au nord de l'embouchure de l'Authie, à quelques kilomètres du village de Berck. A cette époque, comme aujourd'hui, l'Assistance publique confiait des enfants à des femmes de la campagne, et l'une d'elles, en amenant ses petits élèves chaque jour sur la plage alors déserte, obtint des résultats qui attirèrent l'attention de l'Administration et aboutirent à la construction d'un petit hôpital en bois, naguère démoli pour faire place aux nouvelles constructions en cours ; l'hôpital actuel, érigé en 1867, inauguré en 1869, reproduit ses dispositions symétriques : chapelle au centre et en avant, salles sur les côtés, services généraux en arrière. C'est à la suite des succès obtenus par l'Assistance publique que la plage de Berck acquit sa réputation médicale, et aux côtés du vieil hôpital s'éleva toute une ville, Berck-Plage, aujourd'hui en pleine prospérité. C'est l'Assistance publique, ce sont ses médecins qui ont découvert et mis en lumière la cure de Berck.

Par un chemin de fer d'intérêt local, Berck-Plage est relié à la station de chemin de fer du Nord, Rang-du-Fliers-Verton, où il faut changer de train.

Personnel

Directeur : M. CHAMPROUX. Chirurgien en chef: docteur MÉNARD, nommé en 1891 en remplacement du docteur Cazin. 3 internes en médecine nommés à la suite d'un concours spécial, 1 interne en pharmacie, 4 institutrices. — Personnel soignant: 17 surveillantes, 21 infirmières. — Personnel servant: 7 surveillants et surveillantes, 68 garçons ou filles de service. — Personnel professionnel: 17 lingères, 17 buandières et buandiers, 11 divers, 24 journalières.

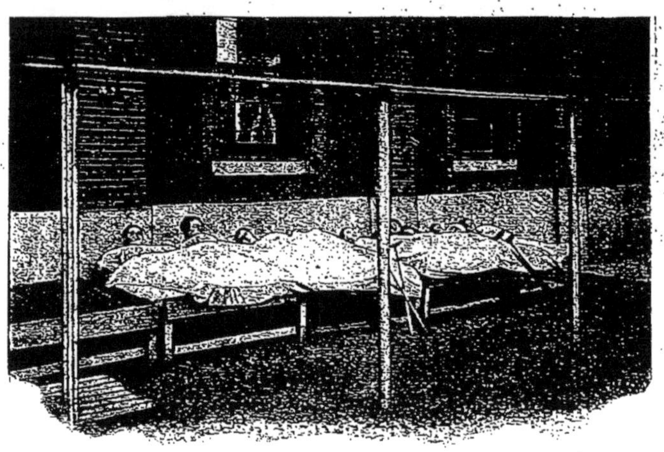

Service de malades

Lits de chroniques, 544; lits d'infirmerie, 136; lits d'isolement, 22; lits de crèche, 16. Soit au total 718 lits, en dehors du nouvel établissement qui comprendra 300 lits, plus spécialement disposés pour recevoir des enfants immobilisés dans des appareils, et où des terrasses au-devant des dortoirs, en façade sur la mer, permettront l'exposition par un simple déplacement du lit.

Le cube d'air moyen par lit s'élève à 40 mètres cubes.

Constructions et travaux

L'ancien hôpital, construit par M. Lavezzari, architecte, en 1867, était devenu tout à fait insuffisant. Les nombreux candidats attendaient pendant de longs mois leur admission, lors même qu'ils étaient classés en 1re ligne. Aussi l'agrandissement de l'hôpital de Berck avait-il été souvent envisagé comme une opération indispensable: il a été réalisé grâce à l'emprunt de 45 millions (grands travaux hospitaliers), et les travaux sont actuellement en cours pour l'édification de nouveaux bâtiments devant contenir 300 lits. L'emplacement adopté a été celui de l'ancien hôpital de bois, depuis plusieurs années désaffecté. La caractéristique des nouveaux pavillons consiste dans des galeries sur lesquelles donnent accès de larges baies; de nombreux petits malades, 1/3 environ de l'effectif total, ne peuvent quitter leurs appareils plâtrés qui les immobilisent dans leur lit. En arrière de ces pavillons, la cuisine, avec ses annexes, la salle

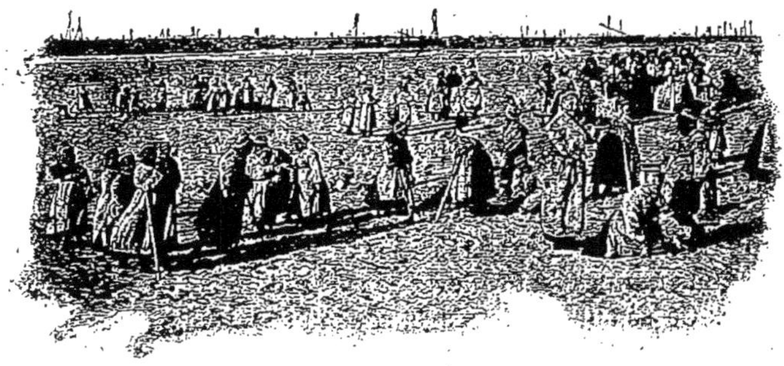

des pansements et des plâtres, symétriquement disposées et reliées par des galeries fermées, et un bâtiment pour le personnel; le bâtiment de l'isolement est surélevé d'un étage, et le lazaret, destiné à recevoir les convois d'enfants et à les conserver en observation avant de les mêler à la population générale des petits malades, sera agrandi en proportion des nouveaux lits créés. Enfin, les services généraux sont modifiés et améliorés en conséquence des besoins de l'établissement agrandi. — M. Dezermeaux, architecte.

Une piscine cubant 96 mètres cubes et alimentée par une prise directe d'eau de mer permet de faire prendre des bains aux petits malades en toute saison.

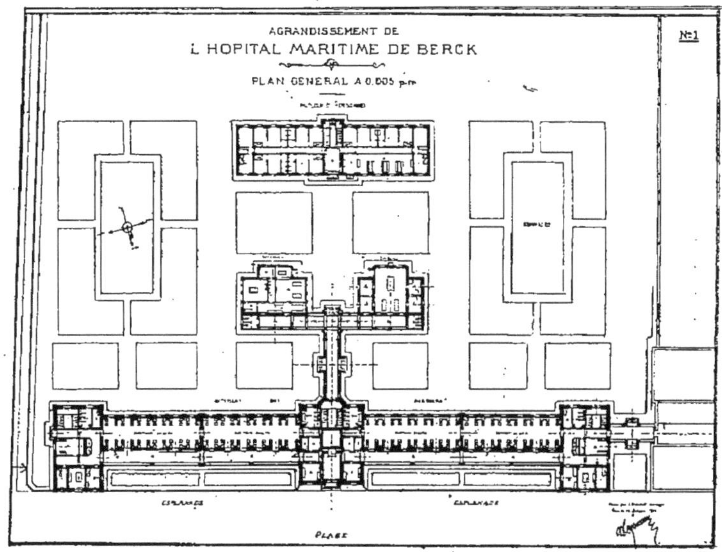

Les enfants de 2 à 15 ans, parisiens, sont seuls admis à la suite d'une enquête administrative et d'examens médicaux d'une double Commission: Sous-Commission des enfants chroniques, Commission plénière, siégeant l'une et l'autre sous la présidence d'un membre du Conseil de surveillance, et composées de médecins des hôpitaux. L'admission n'exige pas d'autre formalité que la présentation de l'enfant à une consultation d'hôpital où est établi un dossier médical. Sur le vu de ce dossier, l'enfant est convoqué devant les Commissions et reçoit un classement. L'encombrement est malheureusement hors de proportion avec les lits disponibles. Les ostéites, périostites, affections ganglionnaires, tumeurs blanches suppurées ou non, sont les principales indications médicales. Cet hôpital maritime est affecté spécialement à la tuberculose osseuse.

Régime intérieur et administration

Les enfants qui peuvent se lever sont régulièrement conduits sur le bord de la mer. Ce séjour sur la plage, sous la surveillance des infirmières, a été toujours regardé comme la partie la plus efficace du traitement ; aussi ceux qui ne peuvent pas se lever sont-ils, depuis 2 ans, conduits par des wagonnets sous des tentes-abris, élevées à une faible distance, sur le haut de la dune où ils peuvent bénéficier des effets de l'air marin beaucoup mieux que dans les salles d'hôpital.

Les parents, sur certificat délivré par le directeur de l'établissement, sont transportés à demi-tarif sur le chemin de fer du Nord.

4 classes d'enseignement sont organisées et permettent d'assurer les progrès de l'instruction ; chaque année de nombreux petits malades sont présentés au certificat d'études.

Budget pour 1905 : 600.000 francs.

HOPITAL MARITIME DE BERCK-SUR-MER

ANNÉES	Dépenses	Journées	Prix moyen de la journée	Durée moyenne du séjour	Dépense moyenne du traitement de chaque administré	Nombre moyen de lits occupés pendant l'année	Dépense moyenne de chaque lit
1893.	426.885 fr. 04	195.495 j.	2 fr. 1836	304 j.	663 fr. 87	543 lits	786 fr. 16
1894.	382.710 fr. 53	118.028 j.	3 fr. 2424	228 j.	742 fr. 28	323 lits	1.184 fr. 86
1895.	457.507 fr. 77	192.153 j.	2 fr. 3809	318 j.	758 fr. 69	526 lits	869 fr. 78
1896.	513.337 fr. 88	211.484 j.	2 fr. 4273	219 j.	553 fr. 59	578 lits	888 fr. 16
1897.	558.470 fr. 21	224.195 j.	2 fr. 4910	303 j.	755 fr. 69	614 lits	909 fr. 56
1898.	566.083 fr. 78	245.390 j.	2 fr. 3068	278 j.	641 fr. 80	672 lits	842 fr. 39
1899.	564.387 fr. 61	242.170 j.	2 fr. 3305	307 j.	717 fr. 12	663 lits	851 fr. 26
1900.	569.844 fr. 35	249.914 j.	2 fr. 2801	269 j.	615 fr. 35	685 lits	831 fr. 88
1901.	603.350 fr. 68	251.743 j.	2 fr. 0966	281 j.	674 fr. 09	690 lits	874 fr. 42
1902.	589.662 fr. 20	253.257 j.	2 fr. 0511	319 j.	655 fr. 86	694 lits	849 fr. 65
1903.	628.989 fr. 04	263.127 j.	2 fr. 3904	313 j.	750 fr. 56	721 lits	872 fr. 38

Bibliographie

Notice sur l'hôpital Napoléon, 1869. — Notice sur l'origine de l'hôpital, 1873. — Rapports de M. le docteur Bergeron (1866) et de M. le docteur Cazin, médecin de l'hôpital (1884). — Docteur Ménard, *Coxalgie tuberculeuse et son traitement ;* Ruef, 1893. — Ménard, *Étude pratique sur le mal de Pott ;* Masson, 1900. — Thèses : Bouet (Mlle), *Traitement de la coxo-tuberculose ;* Stenheil, 1895. — Gaudeffroy, *Coxalgie fistuleuse :* Stenheil, 1896. — Boricaud, *la Carpectomie dans l'arthrite fongueuse du poignet*, 1900. — Andrieu, *Tuberculose du tarse*, 1905. — Cordier, *Tuberculose du postéro-tarse*, 1899. — Gougis, *la Résection de la hanche dans la coxalgie aseptique*, 1900. — Delmont-Bebet, *Lésion du cotyle et coxalgie*, 1899.

Sanatoriums marins

Depuis de longues années, et avant même qu'elle eût ouvert le sanatorium de Hendaye, l'Assistance publique de Paris confie des enfants d'une façon régulière aux sanatoriums de *Saint-Trojan (île d'Oléron, Charente-Inférieure)* et de *Banyuls-sur-Mer (Pyrénées-Orientales)* de l'œuvre des sanatoriums marins.

	1904	1905	Actuellement en traitement
	—	—	—
Saint-Trojan . .	129	79	77
Banyuls.	29	121	88
	158	200	165

Un convoi de 30 enfants a été dirigé en septembre 1905 sur Saint-Trojan.

Hospice de Brévannes

(Seine-et-Oise)

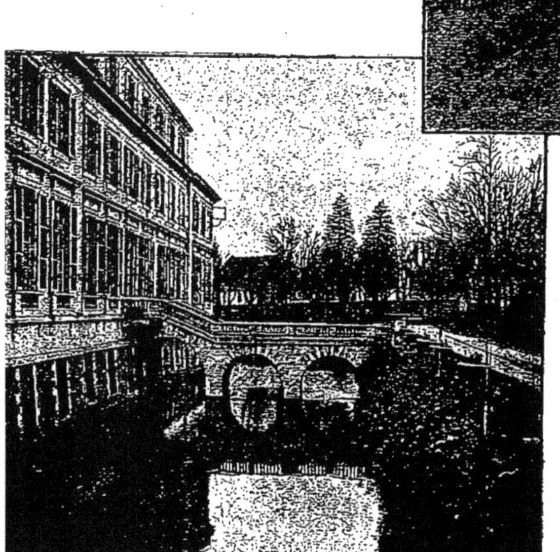

Services de Tuberculeux Enfants et Adultes

Nombre de lits : 546
(Tuberculeux adultes, 454 ; enfants, 92)

Situation

Situé à proximité de Paris, l'hospice de Brévannes paraissait tout désigné pour recevoir, d'une part, des tuberculeux chroniques, de l'autre, des enfants convalescents ou tuberculeux. Les grands travaux hospitaliers (emprunt de 45 millions) ont permis de réaliser ces projets.

Desservi par la station de Limeil-Brévannes (gare de la Bastille), l'hospice de Brévannes constitue déjà un groupe hospitalier important auquel pouvaient être annexés de nouveaux services en réalisant des économies sur les frais généraux.

Le quartier spécialement destiné aux tuberculeux contient 227 lits d'hommes et 227 lits de femmes. Construit à gauche des constructions affectées aux chroniques, il comprend deux corps de de bâtiments à 3 étages reliés entre eux par des galeries couvertes aboutissant à des salles de réunion, aux réfectoires et à la cuisine. Un autre bâtiment placé à l'avant des galeries couvertes est spécialement affecté au service de la lingerie et des bureaux (rez-de-chaussée) et au logement du personnel (1er et 2e étages).

Quartier de tuberculeux

Des galeries de cure d'air ont été établies le long des passages couverts qui relient les pavillons. D'autres galeries de même nature sont adossées au mur de clôture sur une longueur de 218 mètres.

Les services de malades comprennent, à chaque étage des pavillons et de chaque côté de l'escalier central, deux grandes salles (24 lits d'un côté, 22 lits de l'autre) et deux petites salles de 14 lits. Entre chaque salle, des deux côtés d'un couloir central, se trouvent les différentes annexes nécessaires au fonctionnement du service : cabinet du médecin et vestiaire, bureau de la surveillante et lingerie, office, salles de douches et de bains, lavabos et water-closets, chambres d'isolement.

Le personnel hospitalier comprendra : 1° pour le service des salles, 68 personnes dont 5 surveillantes, 7 infirmières de 1re classe, 36 infirmières soignantes, 20 filles et garçons de service ; 2° pour les services généraux, 42 personnes dont 2 concierges, 2 surveillantes, 3 filles de classe exceptionnelle, 3 surveillants et 1 garçon de classe exceptionnelle, 31 garçons et filles de service. — Le personnel ouvrier comptera 21 personnes. — M. Fr. Renaud, architecte.

Les pavillons destinés à recevoir les enfants tuberculeux et les enfants convalescents s'élèvent dans un parc d'une superficie d'environ 8 hectares, situé de l'autre côté de la grande rue en face de l'établissement actuel. Le pavillon destiné à la convalescence générale comprend 100 lits dont 8 d'infirmerie. Deux autres pavillons qui seront affectés aux enfants convalescents de maladies contagieuses comprennent chacun 78 lits. Les enfants tuberculeux seront isolés dans un quatrième pavillon de 92 lits. — Le quartier des tuberculeux, ainsi que les pavillons d'enfants, sont chauffés à la vapeur à basse pression, éclairés à l'électricité, alimentés en eau de source et en eau de Seine et pourvus du tout à l'égout. Le blanchissage du linge sera assuré par la buanderie actuellement en construction qui doit desservir tout l'établissement. — M. Laurent, architecte.

Pavillon d'enfants tuberculeux

Ces contructions sont actuellement en cours et leur achèvement semble prochain.

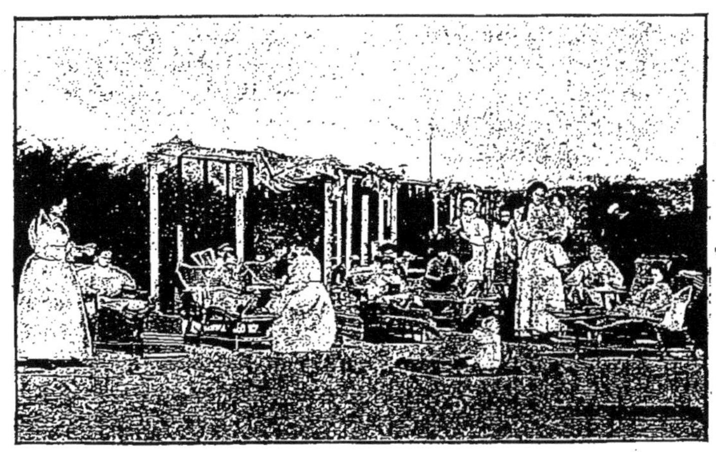

Hôpital Herold

(Place du Danube)

Directeur : M. HAYET. Médecin chef de service : M. le docteur BARBIER.

La création de l'hôpital Herold date de l'épidémie de choléra de 1899. Des baraquements furent rapidement construits sur un terrain appartenant à l'Administration. Ces baraquements formaient un service de médecine générale de 100 lits lorsque, par suite de la récente réorganisation des hôpitaux d'enfants de la rive droite, Herold fut consacré à la médecine infantile et, par la construction de nouveaux pavillons, ouverts en 1902, se vit doté de trois services : deux de médecine et un de chirurgie, donnant un total de 228 lits. Les enfants y sont admis jusqu'à l'âge de 15 ans ; jusqu'à l'âge de 7 ans, les salles sont communes aux enfants des deux sexes ; puis les petits malades sont séparés.

La cure d'air à l'hôpital Herold

L'hôpital Herold jouit d'une exposition parfaite pour l'établissement d'un sanatorium.

Situé au nord-est de Paris, sur la limite même de la ville, puisqu'il n'est séparé des fortifications que par un boulevard, il occupe, sur le versant nord-ouest de la colline des Buttes-Chaumont, un plateau légèrement dominé vers le sud et le sud-est, tandis que, vers le nord et le nord-ouest, sa situation dominante en rend l'aération et l'insolation parfaites.

Les abords de l'hôpital sont presque complètement libres et dépourvus d'habitations.

Vers Paris, quelques maisons isolées, au milieu de terrains vagues, le séparent des Buttes-Chaumont. A l'est et à certaine distance, quelques usines et les abattoirs de la Villette.

Si, après avoir pénétré dans l'hôpital, on se dirige à gauche, derrière les baraquements en planches aujourd'hui démolis, qui servaient de salles d'hospitalisation, on rencontre une terrasse d'où l'on découvre l'immense plaine qui s'étend vers le nord jusqu'à Montmorency.

Quand l'hôpital Herold a été affecté au traitement des maladies infantiles, on mit aussitôt à profit l'heureuse exposition d'une terrasse bien aérée et ensoleillée pour l'établissement d'un sanatorium.

Le matériel a été des plus simples: quelques chaises longues en osier; les couvertures des lits ont servi pour envelopper les malades. Cette organisation sommaire ne fut modifiée qu'au commencement de 1903, M. Mesureur ayant donné des ordres pour la construction de tentes peu coûteuses: quatre tiges en bois supportent les quatre angles d'un toit de toile imperméable. Elles sont réunies par des tringles en fer. Les parois de la tente sont formées de toiles montées sur des anneaux qui peuvent glisser sur des tiges de fer.

Chaque tente est ouverte d'un côté et peut contenir sept à huit chaises longues placées côte à côte.

Ces tentes sont légères, d'un maniement facile et peu encombrantes. A leur abri, les enfants font leur cure d'air sans interruption pendant les périodes chaudes ou tempérées. Pendant l'hiver, la cure n'est interrompue que par les temps trop mauvais, trop pluvieux ou trop froids ; mais, lorsque le soleil luit, même avec une température basse, les enfants chaudement enveloppés sont exposés à l'air pendant le milieu de la journée.

Les malades, à moins d'indications pathologiques spéciales, d'incidents survenant dans le cours de l'affection, ne restent jamais dans la salle durant la journée, même pour la visite quotidienne ; ils sont, dès le matin, installés sur la chaise longue. Tous les huit jours ils sont examinés, puis pesés.

L'alimentation que reçoivent ces malades consiste dans l'alimentation ordinaire à laquelle on ajoute 100 grammes de viande crue pulpée et deux jaunes d'œufs. Cette suralimentation, surtout l'usage de la viande crue, constitue un puissant facteur d'amélioration des enfants tuberculeux, ainsi qu'il ressort des communications faites par MM. L. Josias et Ch. Roux, sur les résultats obtenus à l'hôpital Bretonneau par l'emploi de la viande crue.

Les grands travaux hospitaliers comportent l'achèvement de l'hôpital Herold et de ce fait, en raison de l'ouverture des chantiers, la cure d'air a dû être provisoirement suspendue: elle sera réinstallée dans les meilleures conditions dès que les travaux seront terminés.

Bibliographie. — Docteur Barbier, *le Sanatorium pour enfants est-il possible à Paris ? la Tuberculose infantile*, 15 février 1904, VII, 248-255. — Docteur E. Nicolle, *la Cure d'air à l'hôpital Herold* ; Paris, Jouve, 1904.

Les Enfants Assistés de la Seine

(Service départemental)

Depuis de longues années, l'Administration s'est préoccupée d'assurer aux enfants assistés, malingres, chétifs, aux « prétuberculeux », le bénéfice du traitement marin : c'est dans ces conditions que le directeur de l'agence de Dol a établi un centre de placements familiaux à Cherrueix et dans les communes voisines, Le Vivier, Hirel et Saint-Benoît (Ille-et-Vilaine), dans la baie du Mont-Saint-Michel. Les enfants y jouissent des avantages ordinaires du séjour au bord de la mer, sans que par ailleurs il soit nécessaire de prescrire des régimes spéciaux. Il n'était envoyé en effet aucun élève ayant besoin de fréquents pansements ou de soins particuliers. D'autre part, ces placements n'étaient utilisés que de mai à octobre, pendant la saison où il n'est pas besoin de précautions spéciales. Ces placements étaient au nombre de 146 en 1901, 137 en 1902, 142 en 1903, 232 en 1904 (Cherrueix 84, Hirel 84, Le Vivier 13, Saint-Benoît 31). Médecin du service : le docteur Le Jamptel. L'agence de Dol est actuellement en extinction, et, suivant décision du Conseil général, les envois d'élèves sont suspendus. Les placements familiaux de Cherrueix sont destinés à disparaître et il est vraisemblable que l'achèvement du sanatorium de Hendaye, qui à bref délai va comporter 628 lits, permettra au Conseil général, moyennant un prix de journée, de placer ses pupilles dans un établissement où la surveillance et les soins médicaux sont évidemment plus assidus.

Les prétuberculeux Placements familiaux à Cherrueix

Il faut ajouter que tous les pupilles du service, étant confiés sans exception à des familles de la campagne, se trouvent placés dans les meilleures conditions en raison des ressources offertes par de nombreuses agences réparties entre 45 départements.

La cure marine de la plage de Berck a été depuis longtemps utilisée par le département de la Seine pour ses pupilles qui, ne pouvant trouver place dans l'hôpital maritime déjà insuffisant pour la population ordinaire, ont été confiés au sanatorium Bouville (garçons) et au sanatorium Parmentier (filles). Ces deux établissements reçoivent un prix de journée fixe, mais l'Administration conserve à sa charge l'habillement et l'entretien des vêtures de ses élèves, les fournitures scolaires et particulièrement les soins médicaux. M. le doc-

La tuberculose osseuse : Sanatoriums de Berck

En avant du vestibule d'entrée est un porche permettant aux enfants de descendre à couvert. En cas de vent violent et de pluie, des rideaux permettent de fermer ce porche pendant cette descente.

Infirmerie (14 lits). — Ce bâtiment qui n'a qu'un rez-de-chaussée comprend aussi 2 sections de chacune 7 lits répartis dans des salles de 5 et de 2 lits avec chambre d'infirmière entre deux salles et salle de jeux-réfectoire pouvant à l'occasion recevoir 6 lits.

Pour l'ensemble de ces sections, les dépendances ouvrant toutes sur le dégagement central se composent d'une office, d'une salle de bains, d'une petite pharmacie ou dépôt de médicaments usuels (les médicaments sont préparés et fournis par les pharmaciens de la localité) et d'un dépôt de linge, le tout commun aux deux sections, puis pour chacune d'elles d'un water-closet et d'un vidoir. Au centre du pavillon, on trouve le vestibule d'entrée et une salle d'opérations renfermant tous les éléments nécessaires aux interventions chirurgicales et installée suivant les données adoptées pour ces salles d'opérations dans nos hôpitaux.

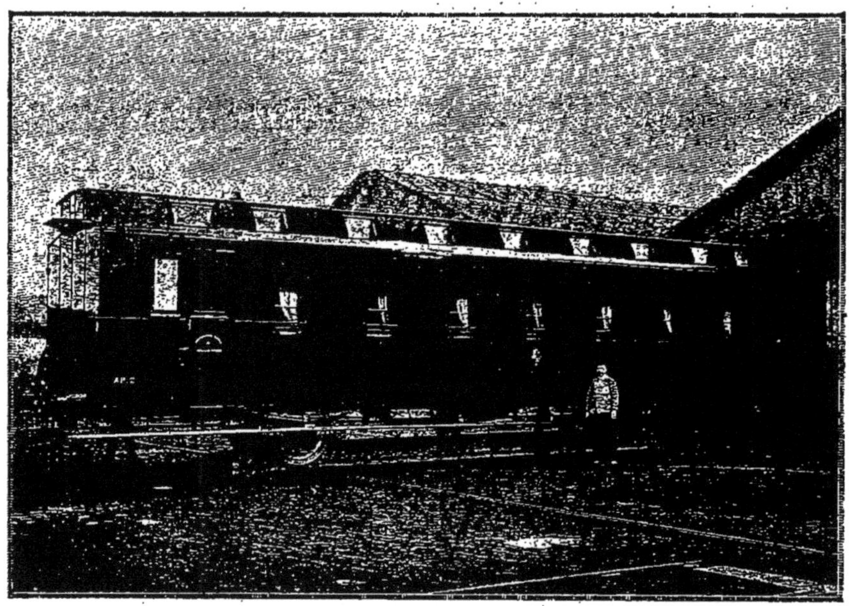

Chacune de ces sections a un préau auquel on accède par la salle de jeux, et qui est installé comme les précédents.

Divisions des filles et des garçons (200 lits). — Ces divisions sont entièrement semblables. Chacune d'elles se compose: 1° d'un pavillon élevé d'un rez-de-chaussée seulement, renfermant : une salle de 34 lits, avec deux chambres d'infirmières, et dans un pavillon de tête une salle de 6 lits destinée aux enfants obligés de garder momentanément le lit, soit que leur état n'exige pas leur transfert à l'infirmerie, soit que l'encombrement momentané de l'infirmerie empêche ce transfert; cette salle qui renferme également une chambre d'infirmière a pour annexe une terrasse couverte, mais entièrement ouverte, de plain-pied avec elle, et où les enfants peuvent être exposés à l'air sur des lits de camp et abrités du vent ou du soleil par des rideaux de toile ; une petite office, des water-closets, un vidoir, un lavabo, un débarras et un vestibule constituent les dépendances de ce pavillon ; 2° d'un pavillon élevé d'un rez-de-chaussée et d'un 1er étage, renfermant à chaque étage une salle de 24 lits avec chambre d'infirmière et dans un pavillon de tête à chaque étage également une salle de 6 lits avec terrasse et dépendances comme au pavillon précédent ; 3° d'un préau couvert placé exactement dans l'axe du préau découvert situé entre ces deux pavillons et relié à chacun d'eux par une galerie couverte et vitrée du côté du susceptibilités. Mais, en ce qui concerne le régime, il ne suffisait pas de mettre à la disposition des nourriciers des aliments et un prix de pension rémunérateur: notre enfant malade exige, sinon des soins médicaux, du moins une entente intelligente des instructions générales, et notamment il était indispensable que les aliments fussent assez adroitement préparés, servis en temps et lieu, que l'appétit fût constamment sollicité et que les promenades et les jeux fussent assez bien réglés pour répondre aux desiderata du médecin. Enfin, une série de quatre ou cinq enfants, dans ces conditions, paraissait le maximum du groupement.

M. Barbizet a été assez heureux pour réaliser le programme tracé sur ces bases, et à la limite de l'Allier et du Puy-de-Dôme, sur un plateau de 600 à 700 mètres d'altitude, entre la Sioule et la Bouble, là où le département de l'Allier devait élever le sanatorium de «la Brosse», deux séries de placement ont été pratiquées et quatre élèves y ont séjourné pendant un assez long temps pour qu'on puisse constater des effets satisfaisants. Les augmentations de poids ont varié de 9 à 5 kilogrammes (séjour de 6 mois).

M. le docteur Jarrige, qui s'est attaché particulièrement à cette entreprise intéressante, surveille attentivement les enfants, tant au point de vue de leur état qu'au point de vue de l'exécution par les nourriciers des prescriptions médicales.

Cette expérience à peine au début n'a pas encore fait l'objet, de la part de M. le professeur Hutinel, d'un examen autorisant l'Administration à faire des propositions au Conseil général qui a seul qualité pour régler toutes les questions relatives au service des Enfants Assistés et qui doit apporter à la solution de cette question toute nouvelle son habituelle compétence. Il convenait néanmoins de signaler une tentative appelée sans doute à provoquer des études fructueuses en ce sens.

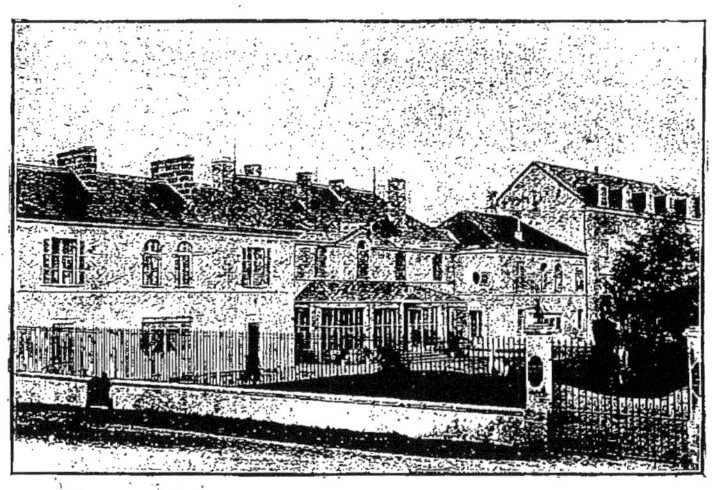

Asile Saint-Joseph

à Beaumont-en-Véron (Indre-et-Loire)

Nombre de lits : 58

L'asile Saint-Joseph, plus connu sous le nom de « Pontourny », du nom du donateur, M. Gréban de Pontourny, est un domaine de 25 hectares, aux confins de la Touraine, dans la presqu'île formée par la Loire et l'Indre, distante de 3 kilomètres environ, et par la Vienne, de 5 kilomètres. Il jouit de tous les avantages du climat doux de la Touraine, et joint à un parc de haute futaie tous les agréments d'une petite exploitation agricole. « Le climat est celui de la Touraine, doux et tempéré pendant l'hiver où l'atmosphère présente une certaine quantité de vapeur d'eau, si favorable à la cure des affections des voies respiratoires, pas trop chaud pendant l'été grâce à la présence de deux rivières assez éloignées cependant pour qu'il n'y ait pas à craindre l'humidité. Le pays légèrement vallonné est à l'abri des grands vents. L'automne y est doux et chaud et permet après la récolte de faire une seconde culture verte. Ce climat serait particulièrement favorable à la cure de la tuberculose et le domaine est tout indiqué pour l'établissement d'un sanatorium. » (Note de M. Duflocq, médecin des hôpitaux.) Les pensionnaires trouvent ainsi les distractions nécessaires à leur cure, en même temps que le voisinage des rivières permet de nombreuses excursions.

Situation

ingénieur de l'Administration, en 1904, sur les fonds provenant de l'emprunt de 45 millions.

Personnel

Directeur : M. JULES IRIBE.— Médecin : M. le docteur CAMINO, assisté de 2 internes nommés à la suite d'un concours spécial.— Le personnel hospitalier se compose de 2 institutrices, 3 surveillantes, 4 premières infirmières, 6 infirmières, 13 filles de service.

Depuis le 14 juin 1899 jusqu'à ce jour, il est entré 2.738 enfants (1.463 garçons et 1.278 filles), et il en est sorti 2.536.

Il y a eu à déplorer 20 décès ; parmi les sortis on compte 1.637 guéris, 745 très améliorés ; les autres sont partis pour des causes diverses (réclamés par les familles, teigneux, contre-indication médicale, indiscipline).

Le sanatorium comprend 2 grandes divisions de 100 garçons et de 100 filles.

L'infirmerie avait été disposée pour 14 lits, le lazaret pour 26 lits, mais il a été nécessaire d'augmenter le nombre des lits,

Construction et travaux

Le programme demandant pour le lazaret et l'infirmerie des pavillons isolés, on a disposé ces deux pavillons, qui en cas d'épidémie constitueraient un véritable service d'isolement, sur le plateau qui se trouve à 7 mètres au-dessus du niveau de la mer. Le lazaret, naturellement placé près de l'entrée de l'établissement, est desservi par un chemin de voitures qui lui est spécial. Sur le plateau supérieur on a disposé le sanatorium proprement dit, constitué par les deux divisions de filles et de garçons ; ces divisions sont séparées par une cour d'honneur et réunies par les services généraux (1).

En dehors de ces emplacements exclusivement réservés aux enfants, on trouve à l'entrée un pavillon de concierge avec remise et écurie pour un cheval, puis, dans l'axe du chemin séparant les deux plateaux, un petit pavillon contenant les bureaux, puis encore, en arrière des cuisines, et dans le grand axe, un pavillon contenant le moteur à pétrole, l'abri des pompes, des magasins, etc. ; à proximité, le chantier à combustibles, puis enfin, à l'extrémité sud du terrain, sur un petit plateau situé à 20 mètres environ du niveau de la mer, un petit bâtiment contenant un dépôt mortuaire et une étuve à désinfection système Leblanc, et un second bâtiment renfermant le dépôt du linge sale (le linge devant être lavé dans le pays), une petite buanderie pour le linge à pansements qui de cette façon ne sortira pas de l'établissement, et un dépôt de matelas. — A proximité et sur le point le plus élevé du terrain, le réservoir. Au bord de la mer et au pied des dunes, un chalet pour les bains de mer avec cabine, déshabilloirs communs, vestiaire, chaudière pour le chauffage de l'eau des bains de pieds.

Services des malades. — Lazaret (26 lits). — Le lazaret se compose de deux sections de chacune 13 lits ainsi répartis : 1° à rez-de-chaussée, une salle de 5 lits et une chambre d'isolement de 2 lits avec chambre d'infirmière entre les deux ; 2° au 1er étage, une salle de 6 lits avec chambre d'infirmière.

Comme dépendances, chacune de ces deux sections dispose : à rez-de-chaussée : d'un water-closet, d'un vidoir, d'un cabinet de débarras et d'un cabinet de bain ouvrant sur un dégagement central commun avec les salles, puis, à la suite de la salle de 6 lits, d'une salle de jeux-réfectoire qui en cas d'épidémie pourrait recevoir au moins 6 lits ; au 1er étage, d'un water-closet et d'une salle d'isolement.

Ces deux sections sont séparées à rez-de-chaussée par un vestibule contenant l'escalier et par une office commune. Chacune d'elles a un préau découvert entouré de clôtures métalliques et d'une double haie d'arbustes. Ces préaux sont plantés d'arbres ; on y a accès par les salles de jeux.

(1) Notice extraite de la *Revue d'hygiène et de police sanitaire*, par M. Belouet, architecte, mai 1899 ; Masson, éditeur.

(café au lait le matin, déjeuner avec plat de viande, légumes, dessert, goûter, dîner avec potage, plat de viande, légumes et dessert, vin ou lait), la vie au grand air et le repos. Deux jours par semaine, les pensionnaires travaillent, pour elles-mêmes, pendant l'après-midi; le reste du temps est consacré aux excursions, jeux, repos dans le parc, et une bibliothèque de 450 volumes est à la disposition des pensionnaires, ainsi que de nombreux périodiques illustrés.

La tuberculose n'est donc pas soignée à l'asile Saint-Joseph, mais toutes

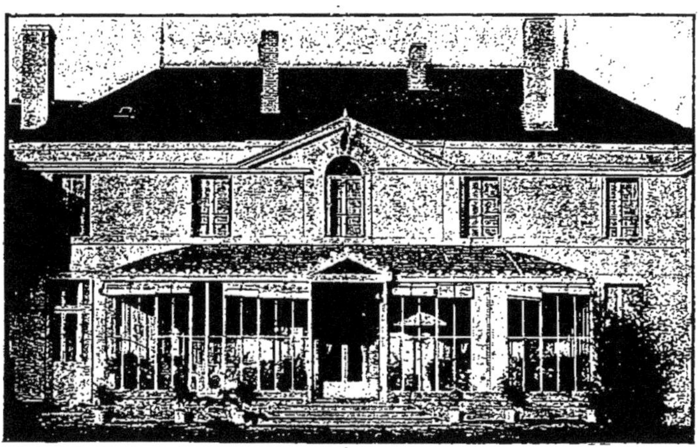

les ouvrières qui sont envoyées à l'asile sont par leur état physique et par leur genre de vie destinées fatalement à la tuberculose; elles quittent l'asile avec les forces nécessaires pour résister au germe; elles sont d'ailleurs reçues de nouveau dans l'asile si leur état l'exige. Le séjour à l'asile est entièrement gratuit. Le succès de cet établissement a été très rapide; les pensionnaires en conservent un agréable souvenir, et le surnom de « château de Mimi-Pinson » lui a été bientôt donné.

Le budget de 1904 s'élève à 50.000 francs et le prix de journée est de 5 francs.

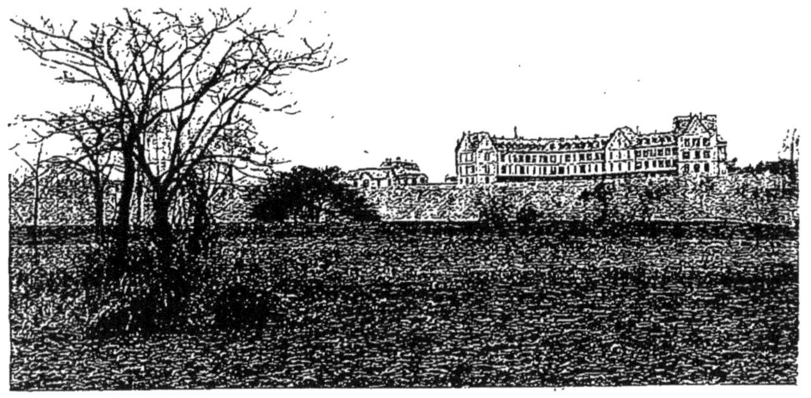

Sanatorium Villemin

à Angicourt (Oise)

Nombre de lits : 148

Situation

Ouvert le 26 octobre 1900, le sanatorium Villemin a été construit sur l'ancien domaine de Verderonne, acheté en 1892 par l'Assistance publique. Les bâtiments occupent 3.713 mètres carrés, les cours, jardins et bois, 322.719 mètres carrés.

L'hôpital, placé entre les lignes d'Amiens et de Compiègne, est desservi par la gare de Liancourt-Rantigny et par celle de Rieux-Angicourt.

Constructions et travaux

Sur le grand axe du plan, grand axe qui est incliné de 29° à l'ouest sur la direction nord-sud, on trouve à 200 mètres environ de la crête du talus de la terrasse fermant la vallée (1) :

1° Le service des morts et à même hauteur, à droite le bâtiment des écuries. Ces deux bâtiments sont isolés l'un de l'autre par des cours dont l'une, celle des convois, est entourée d'arbres et d'arbustes masquant le bâtiment des morts.

2° En continuant vers le sud, à 25 mètres en arrière, à même hauteur, et séparés par une cour plantée d'arbres, de 45 mètres de largeur, à gauche du grand axe : la buanderie avec, à gauche encore, le réservoir d'eau et le champ d'étendage ; puis, à droite du grand axe, le bâtiment d'administration. On accède à ce bâtiment par un chemin planté d'arbres qui rejoint la route principale, route en forme d'S, qui part de l'extrémité nord-ouest de la propriété où se trouvent l'entrée de l'établissement avec le pavillon du concierge à droite, et, à gauche, un pont-bascule pour les pesées de toutes sortes. A la jonction de la route principale et du chemin de l'administration, et à 60 mètres environ à l'ouest de ce bâtiment est le pavillon du médecin en chef.

3° Toujours sur le grand axe, et à 30 mètres au sud du bâtiment de la buanderie, le bâtiment des cuisines et à gauche, à même hauteur, celui des machines.

4° Encore sur le grand axe, à 25 mètres au sud de la cuisine, le réfectoire relié à cette dernière par une galerie vitrée.

---

(1) Notice extraite d'un article de M. Belouet, architecte du sanatorium, *Revue d'hygiène et de police sanitaire*, juin 1901 ; Masson, éditeur.

5° Enfin, à gauche du grand axe, le premier bâtiment de malades dont l'aile droite, environ à 40 mètres à l'est de ce grand axe, est reliée au réfectoire par une galerie vitrée en partie circulaire.

A droite du grand axe et à même hauteur, un emplacement est réservé au deuxième pavillon qui doit être placé symétriquement au premier. Comme il a été dit plus haut, pour donner satisfaction aux desiderata du programme, il a fallu créer pour l'assise du bâtiment des malades et du réfectoire, à flanc de coteau et à 6 mètres en contre-bas du plateau supérieur, un second plateau dont l'établissement a nécessité un mouvement de terres de 70.000 mètres cubes, qui, projetées dans la vallée, ont reporté à 35 mètres environ vers le sud la crête du talus et augmenté d'autant la profondeur de la terrasse. Cette plate-forme inférieure est donc à la cote 94.

La route principale qui y aboutit et qui, à partir du chemin de l'administration, prend une direction perpendiculaire au grand axe, rencontre ce dernier à la cote 97. C'est sur le palier qui a été créé en cet endroit que s'ouvre le service des cuisines, avec, à droite, le chantier au charbon.

En résumé, les services généraux, à l'exception de la cuisine, sont sur le plateau supérieur (100 mètres) ; le bâtiment des malades, le réfectoire et les machines, sur le plateau inférieur (94 mètres) et la cuisine occupe une situation intermédiaire (97 mètres). Le sous-sol de ce dernier bâtiment, par lequel se fait le service du réfectoire, est de plain-pied avec cedit réfectoire. Deux larges escaliers assurent les communications entre le palier de la cuisine et le plateau supérieur et entre les deux plateaux.

Bâtiment des malades. — La présence de la nappe d'eau souterraine à la cote de 90 m. 77, n'ayant pas permis d'abaisser de plus de 6 mètres le niveau du plateau inférieur, pour augmenter la protection des locaux habités par les malades, il a paru indispensable, et cela d'après les conseils très précis de MM. les docteurs Dettweiler et Meissen, d'adopter un parti de plan permettant non seulement d'avoir à rez-de-chaussée la galerie intérieure ou promenoir d'hiver, et la galerie de cure exposées au soleil, mais encore d'avoir à tous les étages toutes les chambres de malades exposées de même, avec en arrière un couloir général ou dégagement constituant, grâce au matelas d'air interposé, la plus efficace des protections.

D'autre part, et pour augmenter, au moyen des éléments mêmes de ce bâtiment, la protection, contre les vents d'ouest et d'est, de la galerie de cure et du jardin attenant, on a cru devoir flanquer le corps principal de deux ailes ayant environ, chacune, les deux tiers de la longueur de ce corps principal, et venant s'y souder à angle obtus.

En conséquence, ce bâtiment se compose d'un corps principal avec pavillon central dont l'axe transversal est incliné de 20 degrés à l'ouest sur la direction nord-sud, et de deux ailes formant chacune un angle de 110 degrés avec ce corps principal, reliées audit par un pan coupé, et terminées chacune par un pavillon d'angle. Ce bâtiment est élevé, sur sous-sol d'aération, caves ou sous-sols, d'un rez-de-chaussée, de deux étages carrés réservés aux malades, et d'un étage sous comble pour le personnel.

Etage souterrain. — Des caves sont disposées sous le pavillon central et sous les pavillons d'angle. Elles sont reliées par une galerie située sous le promenoir d'hiver et qui se poursuit au-dessous des galeries supérieures, reliant le bâtiment des malades au réfectoire et aux cuisines, pour aboutir au bâtiment des machines. Partout ailleurs il n'y a que des sous-sols d'aération élevés de 1 mètre environ au-dessus du sol extérieur. La galerie contient les canalisations d'eau de vapeur et d'eaux vannes. Elle est réservée au personnel chargé de la surveillance de ces canalisations.

Rez-de-chaussée. — Conformément aux indications du programme de M. le docteur Nicaise, aucune chambre de malade n'a été installée au rez-de-chaussée, où l'on trouve en entrant par le pavillon côté nord : l'escalier principal, un grand vestibule avec à gauche un poste de gardien de nuit et un bureau de surveillant, et à droite l'office de la pharmacie avec le guichet de distribution des médicaments; puis, à la suite, à droite, dans le corps principal, la pharmacie avec son magasin de réserve, le service des bains avec salle d'attente, salle de bains des malades (8 baignoires), salle d'hydrothérapie et déshabilloir et deux cabines de bains pour le personnel, avec vestibule et entrée spéciale. A la suite, dans le pan coupé en saillie à l'ouest, les water-closets et vidoir pour les malades, et deux pièces de service pour le service de la lingerie; à la suite encore et dans l'aile droite, la lingerie avec salle de raccommodage et dépôt de linge, le vestiaire pour le dépôt journalier des couvertures à usage des malades soumis à la cure d'air; un lavabo pour les malades; un vestiaire pour dépôt des effets personnels des malades, un urinoir, un escalier secondaire desservant les trois étages, et enfin, dans le pavillon d'angle, une grande salle de réunion.

Pour le côté gauche, on trouve, en partant du pavillon central et dans le corps principal, une grande salle ou parloir pour les familles venant visiter les malades; à la suite, le service du cabinet du médecin en chef, comprenant : une salle d'attente, un vaste cabinet avec salle annexe, puis des water-closets et un magasin actuellement transformé en chambre noire (radioscopie).

A la suite et dans l'aile gauche, le dépôt des matelas et un magasin, le laboratoire, un lavabo pour les malades, un magasin, un urinoir, un escalier comme à l'aile droite et enfin, dans le pavillon d'angle, une salle de réunion semblable à la précédente.

Une vaste galerie de 2 m. 50 de largeur sur 122 mètres de longueur, située du côté du midi et servant de promenoir d'hiver pour les malades, dessert toutes les pièces susindiquées. Cette galerie s'ouvre par 5 portes et 32 fenêtres sur la galerie de cure d'air ou galerie adossée, de 100 mètres de longueur sur 4 mètres de largeur et simplement couverte. Des rideaux en toile protègent les malades étendus sur des chaises longues contre le soleil et les pluies chassées par les vents du sud. Pour augmenter cette protection contre le vent, sur la demande de M. le docteur Plicque, ancien médecin en chef de l'établissement, quelques cloisons vitrées transversales, en forme de paravents, sont disposées dans cette galerie, et notamment aux extrémités. En outre, sur l'avis de M. le docteur Kuss, médecin en chef actuel, une autre galerie de cure sera aménagée dans le bois de sapins à l'est du bâtiment des malades, en vue spécialement de a cure hivernale.

1er étage. — En y accédant par l'escalier du pavillon central, on trouve : à droite et à

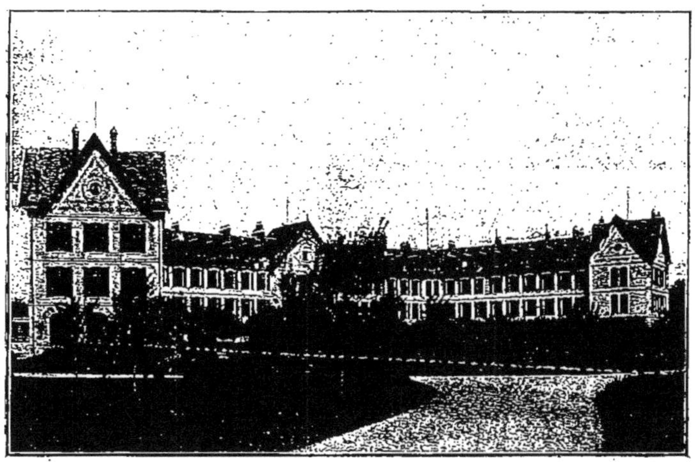

gauche, dans ce pavillon, des lavabos et en face 3 chambres à 2 lits (3 m. 70 × 4 m. 50) puis à sa suite, à droite, dans le corps principal, 2 chambres à 3 lits (6 m. 40 × 6 mètres) et 1 chambre à 5 lits (8 m. 55 × 6 mètres); puis, en pan coupé, 2 chambres à 1 lit (3 m. 50 × 4 m. 50), avec en arrière une chambre de débarras, puis, en saillie à l'ouest, une office, une chambre d'infirmier, une pièce renfermant 2 water-closets, un vidoir et l'orifice de la trémie à linge sale; puis, en aile à la suite, 2 chambres à 5 lits (8 m. 55 × 6 mètres), une chambre à 3 lits (5 m. 63 × 6 mètres). A la suite encore, l'escalier de service, puis enfin, dans le pavillon d'angle, une salle commune de 8 lits, avec petit office y attenant. La partie à gauche du pavillon central est absolument semblable à celle qui vient d'être décrite pour le côté droit.

Toutes les pièces de cet étage sont desservies par une vaste galerie de 132 mètres de long sur 2 m. 50 de largeur, éclairée par 10 croisées au nord, 6 à l'ouest et 6 à l'est, et constituant pour toutes les chambres de malades la protection dont il a été question plus haut.

2e étage. — Cet étage est entièrement semblable comme dispositions au 1er étage, à cela près qu'à l'emplacement d'un des lavabos du pavillon central est un escalier faisant communiquer cedit étage avec le 3e.

3e étage. — Cet étage est consacré au personnel. Il renferme : 1° l'appartement du médecin assistant; 2° pour le personnel hospitalier, 2 logements de 3 pièces, 2 logements de 2 pièces et 1 cabinet; 3° pour les infirmiers et garçons de service, 35 chambres à 1 lit. Puis 6 water-closets et 3 pièces à usage de postes d'eau et vidoirs.

Tous ces locaux sont desservis par une grande galerie de 122 mètres de long et par 3 escaliers. En résumé, dans ce pavillon, les malades sont au nombre de 148 répartis ainsi que suit :

Aux 1er et 2e étages : 4 salles communes de 8 lits, 32 lits; 6 chambres communes de 2 lits,

12 lits ; 12 chambres communes de 3 lits, 36 lits ; 12 chambres communes de 5 lits, 60 lits ; 8 chambres de 1 lit, 8 lits. Soit au total 148 lits.

Les rez-de-chaussée, 1er et 2e étages, ont chacun 4 mètres de hauteur. Dans chaque chambre de malades, le cube d'air, par malade, est en moyenne de 43 mètres cubes et la surface à la disposition de chacun d'eux de 11 mètres. Quant au personnel, il dispose dans chaque chambre, aérée et éclairée par une fenêtre, d'une surface de 12 m. c. 50 et d'un cube d'air de 37 m. c. 50. Pour les chambres de malades, en raison d'une aération continue, par les fenêtres ouvertes, même pendant la nuit, on n'a pas jugé à propos de recourir à un système de ventilation artificielle. On a cependant ménagé à proximité du plafond, dans chaque pièce, une ou deux bouches d'évacuation d'air vicié, munies de grilles à volets et communiquant avec l'air extérieur au moyen de gaines prolongées au-dessus des toits.

Réfectoire des malades. — Le réfectoire, qui, suivant les données précises du programme, devait être, par ses proportions mêmes, un élément des plus importants du plan d'ensemble, bien isolé et suffisamment éloigné du bâtiment des malades et même des cuisines, est installé dans une vaste salle de 13 m. 85 de longueur, de 8 m. 50 de largeur et d'une hauteur de 6 m. 50 où les malades, au nombre de 100, disposent d'un cube d'air de 760 mètres cubes, soit 7 m. c. 60 par malade. Cette salle, bien exposée au midi, est éclairée par 5 larges baies et disposée de façon à pouvoir être agrandie à droite et à gauche lors de l'augmentation du nombre des malades.

En arrière du réfectoire est un vestibule auquel aboutissent les galeries reliant ce service aux bâtiments des malades, et donnant accès au service de l'office, comprenant l'office proprement dite avec table chaude, auge en pierre pour le lavage de la vaisselle, verres et couverts des malades, et une pièce annexe à usage de resserre pour le matériel. Cette office communique avec le sous-sol de la cuisine par une galerie vitrée et fermée de 18 mètres de longueur.

Galeries. — La galerie faisant communiquer l'aile droite du bâtiment des malades avec le réfectoire est en quelque sorte la continuation du promenoir d'hiver de ce bâtiment. Elle est élevée au-dessus de la galerie souterraine indiquée plus haut et construite en brique et bois avec parties vitrées et ouvrantes aux deux faces, à partir de 1 mètre du sol. Elle a 42 mètres de long sur 2 mètres de largeur et peut être chauffée. En adossement à cette galerie, du côté sud, sur la demande de M. le docteur Plicque, on a établi une seconde galerie de cure semblable à la première et de 22 mètres de longueur. Environ 110 chaises longues ont donc trouvé place dans les galeries de cure.

Cuisine générale. — Le bâtiment de la cuisine est élevé, sur sous-sol, d'un rez-de-chaussée de plain-pied avec le palier de la route principale et comprend actuellement la cuisine proprement dite, la laverie, le bureau de la surveillante, un magasin, la paneterie, l'épluchage et la cage de l'escalier conduisant au sous-sol. Au sous-sol, qui est de plain-pied avec les bâtiments de la plate-forme inférieure, on trouve : le réfectoire des gens de service, les magasins à légumes et autres, la boucherie, puis la cave aux vins en prolongement sous la route, avec descente spéciale, et enfin le monte-plats pour le service du réfectoire.

Bâtiment des machines. — Ce bâtiment comprend une chambre de chaudières contenant 5 générateurs à vapeur, du système Thomas et Laurens, ayant chacun 40 mètres carrés de surface de chauffe et alimentant en vapeur les bains, la buanderie, l'étuve à désinfection, les appareils spéciaux et les pompes d'élévation de l'eau, puis une chambre de machines avec deux groupes électrogènes, dont un de rechange, chacun d'une force moyenne de 30 chevaux. Les moteurs à vapeur sont du type horizontal à échappement libre. Au-dessus de la chambre des machines est la salle des accumulateurs, avec une batterie d'une capacité de 500 ampères-heures. Au bâtiment des machines vient aboutir la galerie souterraine qui se prolonge jusqu'à l'extrémité du bâtiment des malades. La cheminée, haute de 30 mètres, a été reportée sur le plateau à proximité de la buanderie pour éviter tout rabattement de fumée sur les bâtiments de malades. Une galerie traversant la route, remontant sur le plateau et passant sous la buanderie, la relie aux carneaux des chaudières.

Bâtiments d'administration. — Ce bâtiment est élevé sur caves, d'un rez-de-chaussée, d'un 1er étage et d'un 2e étage légèrement mansardé. Au rez-de-chaussée, on trouve les bureaux et le logement d'un commis ; au 1er étage, le logement du pharmacien assistant et l'appartement du directeur ; au 2e étage, des logements d'employés.

Buanderie et étuve à désinfection. — La buanderie se compose d'un grand hall contenant les bassins, deux cuviers et un séchoir à vapeur ; puis en aile à droite : une pièce pour le repassage et le pliage du linge. En aile à gauche est l'étuve à désinfection du système Leblanc, à vapeur fluente ; une pièce en aile à droite est réservée pour la désinfection des crachoirs par la vapeur. En adossement à la cheminée de l'usine est un four à incinérer les déchets de toutes sortes ; un champ pour l'étendage du linge est disposé en arrière de la buanderie.

Service des morts. — Ce service comprend : un vestibule à usage de salle d'exposition, une salle de repos avec quatre lits et une salle d'autopsie largement éclairée au nord.

Bâtiment des écuries. — Ce bâtiment comprend, au rez-de-chaussée : une écurie pour deux chevaux, une remise, une sellerie et des water-closets, puis, au 1er étage : un logement de charretier et un grenier à fourrage.

Pavillon du médecin en chef. — Ce pavillon, entièrement isolé, comprend au rez-de-chaussée : un vestibule, un cabinet de travail, un salon, une salle à manger et une cuisine, puis, au 1er étage : quatre chambres à coucher, une lingerie, un cabinet de toilette avec baignoire, des water-closets, et au 2e étage : une chambre de maître, deux chambres de bonne et des greniers ; à l'étage souterrain : caves et calorifère.

Pavillon du concierge. — Ce pavillon comprend au rez-de-chaussée : un parloir, une loge, une chambre à coucher, une cuisine et des water-closets ; puis au 1er étage : une chambre avec cabinet ; à l'étage souterrain : une cave.

Fondations. — Dans la partie à flanc de coteau, pour le bâtiment principal, les fondations devant être descendues dans la glaise et au-dessous du plan d'eau, dans la

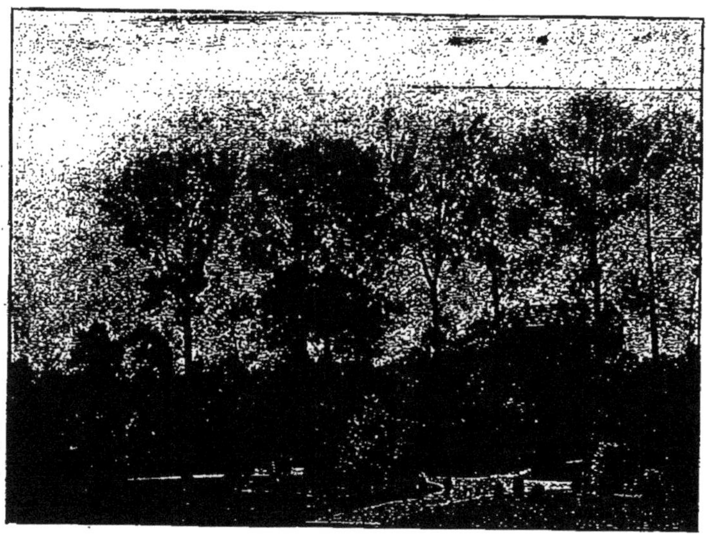

crainte de perdre ou de détourner les sources, on dut renoncer au fonçage des puits prévus au devis primitif et construire sur pilotis tous les murs dont les fondations devaient au moins atteindre le plan d'eau, c'est-à-dire ceux des galeries et des ailes latérales. Des batteries de pieux furent fichées sous les points portants, puis entre les batteries reliées par des moises on établit des rigoles qui furent remplies de béton de cailloux et mortier de ciment. Au-dessus de ces rigoles, des arcs retombant sur les batteries de pieux s'élevèrent dans la hauteur des caves répartissant les charges sur l'ensemble des batteries. Ces travaux présentèrent quelques difficultés d'exécution et causèrent aussi quelques retards.

Maçonneries. — Dans l'ensemble des bâtiments, les murs de face et de refend de 0 m. 50 environ en élévation ont été construits en moellons durs du pays, hourdis en mortier de chaux et en plâtre. Pour le bâtiment principal, on employa même presque exclusivement, dans la première partie, du moellon trouvé dans les fouilles du plateau. La pierre de Saint-Maximin et celle d'Angicourt ne furent employés qu'aux chaînes d'angles, dans les rez-de-chaussée des pavillons d'ailes et dans les bandeaux et appuis de croisées et les couronnements de souches. Quelques refends et des points d'appui isolés furent élevés en brique du pays. Toutes les cloisons de distribution sont montées en brique creuse, ainsi que les hourdis de planchers. Enfin tous les murs et cloisons intérieurs sont enduits en plâtre, ainsi que les plafonds, et les ravalements extérieurs sont en mortier de chaux (crépi tyrolien) avec bandeaux et panneaux en plâtre. A l'intérieur, dans toutes les pièces, les angles sont arrondis.

Planchers et charpentes. — Tous les planchers sont en fer ou en acier et dans tous les bâtiments, sauf au réfectoire, les planchers du rez-de-chaussée sont sur sous-sol d'aération ou caves. Les charpentes de combles sont en chêne et sapin. Les escaliers sont à limons et contre-marches en tôle.

Menuiseries.— Les croisées et portes sont partout surmontées d'impostes ouvrantes. Les croisées des chambres de malades sont munies d'un appareil permettant de les maintenir plus ou moins entr'ouvertes pendant la nuit, suivant les indications du médecin. Au-devant de toutes ces croisées sont des persiennes ainsi que des moustiquaires. Toutes les portes des services de malades sont vitrées, pour faciliter la surveillance.

Couverture. — La couverture est en ardoise à crochets pour le bâtiment principal, l'administration et le réfectoire, et en tuile pour les autres bâtiments. Partout les toits sont pendants avec gouttières éloignées des murs de 0 m. 80 à 1 mètre. Les galeries de cure ont été couvertes en holzcement.

Sols. — D'une manière générale, les sols de tous les services au rez-de-chaussée, y compris la galerie de cure et, dans les étages, ceux des water-closets, lavabos, offices, bains, etc., ont été établis en carreaux de Pont-Sainte-Maxence posés sur ciment, avec plinthes à glacis au long des murs. Par contre, ceux des pièces réservées aux malades ou à l'habitation des employés ont été parquetés en pitchpin.

Chauffage. — Le chauffage général du bâtiment des malades et du réfectoire est à vapeur à basse pression. Il a été étudié par M. Kremer et Desbrochers des Loges, ingénieurs de l'Administration, qui ont été également chargés de l'installation des chaudières et machines, de l'éclairage électrique, des bains, de la buanderie et de l'étuve à désinfection. Pour le chauffage, la vapeur produite par la batterie de chauffe, batterie capable de fournir 2.400 kilogrammes de vapeur à l'heure, et, par conséquent, assez puissante pour permettre de conserver toujours une ou deux unités comme rechange, est distribuée dans les divers sous-sols, à moyenne pression, et est détendue par des appareils *ad hoc*, avant son envoi dans les canalisations des étages. Les surfaces d'émission de chaleur, directes, et placées, d'une façon générale, dans les embrasures des locaux à chauffer, sont constituées dans les chambres et salles de malades par des radiateurs à surfaces lisses et sans angles rentrants, et, dans les couloirs et services secondaires, par de simples surfaces à ailettes. Tous les retours de vapeur condensée, des divers services, revenant aux bâches alimentaires des chaudières, il n'est consommé réellement pour les besoins de l'usine même que la quantité d'eau qui, transformée en vapeur, est nécessaire à l'alimentation des moteurs. De ce fait, la dépense par journée de vingt-quatre heures n'est que de 3 à 4 mètres cubes en été et de 6 mètres cubes en hiver. Dans le bâtiment principal, des cheminées à feu nu ont en outre été installées dans les salles de réunion, le parloir et le cabinet du médecin. Dans les autres bâtiments, le chauffage est assuré par des poêles, cheminées ou calorifère.

Éclairage.— L'éclairage électrique produit par le groupe électrogène cité plus haut est assuré dans tous les locaux de l'établissement par 400 lampes à incandescence électrique, et dans les cours et jardins par 4 lampes à arc de 6 ampères.

Téléphone.— Les différents services sont reliés entre eux par des postes téléphoniques.

Eau.— Actuellement, la source de l'Ordibée dont le point d'émergence est à la cote 91 assure à elle seule l'alimentation de l'établissement. Cette source a été cédée à l'Administration par la commune d'Angicourt qui s'est réservée la moitié du débit pendant douze heures de jour. Son rendement moyen étant de 70 mètres cubes par 24 heures, la quantité d'eau dont l'établissement peut disposer pendant le même temps est donc de 52 m. c. 500 environ.

D'un bassin de partage établi en avant de la source partent : 1° une conduite en fonte de 0 m. 10 amenant l'eau au lavoir de la commune, anciennement aménagé près de la source et rétabli dans la vallée, à la limite de la propriété et aux frais de l'Administration ; 2° une autre conduite en fonte de même diamètre amenant les eaux réservées à l'établissement dans une chambre à eau en maçonnerie d'une capacité de 80 mètres cubes et construite à proximité. C'est à cette chambre que vient aboutir la canalisation d'aspiration en fonte de 0 m. 06 de diamètre, venant du bâtiment des machines où se trouvent les pompes à vapeur aspirantes et foulantes. Ces pompes refoulent l'eau dans une conduite en fonte de 0 m. 06 de diamètre jusqu'au grand réservoir, situé sur le plateau supérieur. Ce réservoir, d'une capacité de 65 mètres cubes environ, est en ciment armé. Il est placé au sommet d'une tour en maçonnerie de 10 mètres de hauteur, et le niveau supérieur de l'eau est à la cote 115,89. Une conduite de distribution en fonte de 0 m. 100 part de ce réservoir et alimente au moyen de branchements de divers diamètres tous les bâtiments sans exception, et à tous les étages, ainsi que de nombreuses bouches d'arrosage, et les postes d'incendie qui se trouvent à chaque étage dans le bâtiment des malades.

Eaux vannes. — L'Administration ne possédant pas dans la partie basse de la propriété de terrains de surface et de qualité suffisante pour permettre de recourir à l'épandage des eaux usées, il fallait de toute nécessité envoyer ces eaux dans des puits de perte foncés dans les sables absorbants qui se rencontrent à flanc de coteau à la limite est de la propriété.

On avait en conséquence pensé à employer le système des bassins de décantation à air libre en usage à Falkenstein. Mais, comme on ne pouvait installer ces bassins assez loin des bâtiments pour éviter avec certitude les émanations de toutes sortes pouvant en provenir, on a dû s'en tenir au système de la fosse septique, permettant avant la projection des eaux dans les puits absorbants la liquéfaction des matières organiques solides en suspension et un commencement d'épuration par les bactéries. Une canalisation ou collecteur général en grès de 0 m. 22 à 0 m. 30 de diamètre avec branchement desservant tous les bâtiments et tous les services a été établie pour l'évacuation de toutes les eaux usées, dans les conditions ordinaires du tout à l'égout. Cette canalisation dont le point de départ est sur le plateau, à la cote 98 environ, aboutit à flanc de coteau, à 100 mètres à l'est de l'extrémité de l'aile gauche du bâtiment des malades et à la cote 81,88, soit en moyenne à 9 mètres au-dessous du plan d'eau des sources, à un puits étanche de 2 mètres de diamètre et de 4 mètres de profondeur, hermétiquement

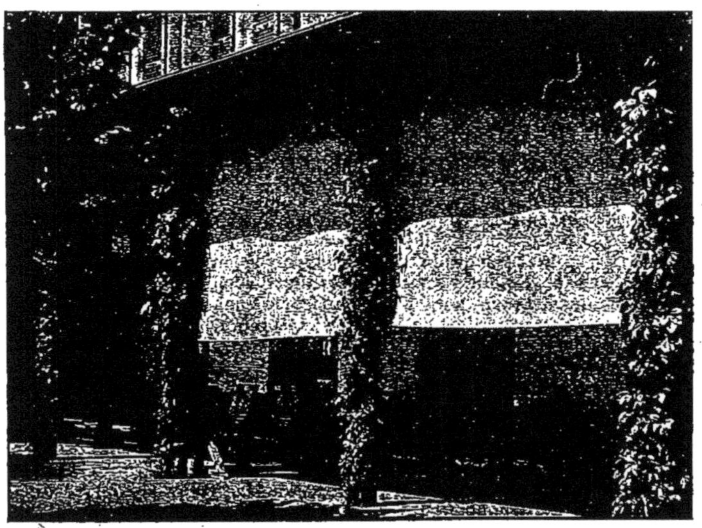

fermé et formant siphon. De ce puits, et par siphonnement, les eaux se déversent dans un premier bassin étanche, où commence la fermentation putride, puis dans un bassin inférieur également étanche où s'achève la liquéfaction des matières organiques.

Ces deux bassins, d'une capacité de 45 mètres cubes chacun, sont hermétiquement fermés et recouverts d'une épaisse couche de terre. Ils ont 1 m. 80 de hauteur environ et sont pourvus de trappes de visite permettant à l'occasion le curage et l'enlèvement des dépôts des matières inertes. Le liquide provenant de ces bassins se déverse à son tour et par trop-plein dans deux puits absorbants foncés dans la masse de sable dont il a été parlé plus haut. Ces puits de 2 mètres de diamètre avec une profondeur moyenne de 6 mètres sont maçonnés en brique, et de nombreuses barbacanes sont disposées dans leurs parois. Ils sont reliés entre eux par une galerie et à la base de chacun d'eux on a amorcé quelques galeries maçonnées en brique comme la galerie principale et percées de nombreuses barbacanes. On a obtenu de la sorte une surface d'absorption de 50 à 60 mètres carrés en plein sable. Dans le cas où ces surfaces d'absorption ne seraient pas suffisantes dans l'avenir, on pourrait facilement augmenter le nombre des puits dans cette partie de la propriété.

La couche de sable étant encore très profonde à cet endroit, et aucun cours d'eau n'étant à proximité, il semble que cette installation ne peut présenter aucun inconvénient sérieux. Une circonstance fortuite ayant dernièrement nécessité l'ouverture du second puits de perte (puits inférieur), on a pu constater que le système avait fonctionné de façon normale, et que la faible quantité de liquide qui se trouvait dans ce puits était complètement claire, mais toutefois malodorante.

Prix de revient.— La propriété, dont la superficie totale est de 336.433 mètres carrés, a été acquise par l'Administration au prix de 35.000 francs. La surface totale occupée par le parc, les cours et jardins, est approximativement de 322.719 mètres carrés, et celle couverte par les bâtiments de 3.713 mètres carrés. La dépense totale, pour la construction seulement, ne dépasse pas 1.156.000 francs, soit, pour les travaux d'architecture, 928.000 francs, et pour les travaux techniques (chauffage, éclairage, désinfection et bains), 228.000 francs.

Dans ces conditions, le prix de revient par lit, pour 148 lits et pour la construction seulement, ne dépasse pas 7.810 francs, prix qu'on peut considérer comme absolument normal.

En effet, si l'on prend pour terme de comparaison l'hospice des Incurables, à Ivry, qui n'est qu'une maison de retraite, où l'on n'avait pas à vaincre de semblables difficultés, tant au point de vue du programme que de la situation du terrain et des bâtiments et où les administrés sont au nombre de 2.000, on trouve que le prix de revient par lit, pour la construction seulement, est de 4.000 francs.

D'autre part, sur l'ensemble de la dépense afférente aux travaux d'architecture, on peut évaluer à 100.000 francs les charges imposées par la nature du terrain et la position des bâtiments, et celles résultant de la reconstruction du lavoir de la commune et de la suppression du chemin communal qui coupait en deux les propriétés.

Ces charges se sont ainsi réparties sur l'ensemble de la dépense :

Terrassements, pilotis, excédents de fondations.	70.000 francs
Chemins extérieurs d'accès.	15.000 —
Chemins rétablis pour la commune	8.000 —
Reconstruction du lavoir commun et amenée d'eau. . .	7.000 —

Enfin, on doit aussi tenir compte de ce que certains services sont dès maintenant installés pour faire face à un accroissement de population, et que le jour où l'établissement pourrait contenir 350 malades, le prix de revient par lit, pour la construction, ne dépasserait pas 5.000 francs, soit 6.000 francs, terrain et mobilier compris. Bien que le prix des matériaux et surtout la main-d'œuvre y soient sensiblement moins élevés qu'en France, c'est cependant à semblable résultat qu'on est arrivé en Allemagne pour des établissements auxquels peut être comparé le sanatorium d'Angicourt et pour lesquels le prix moyen par lit est de 5.000 marks, soit 6.250 francs.

Il y a loin, évidemment, de ce prix de revient à celui indiqué pour le sanatorium de Hendaye (240 lits), prix qui était de 2.913 francs, mais que le règlement définitif des mémoires a réduit à 2,883 francs, terrain et mobilier compris. La différence des programmes, celle de la surface des propriétés, et les prix de quelques matériaux peuvent seulement expliquer un semblable écart, les constructions d'Angicourt étant aussi simplement traitées que celles de Hendaye.

On peut, du reste, s'en rendre compte par les chiffres suivants : abstraction faite des excédents de fondations dont les raisons ont été données plus haut, le prix de revient du bâtiment des malades est, pour 1.600 mètres superficiels couverts, de 460.000 francs, soit, par mètre superficiel, 287 francs. Or, comme il a été dit plus haut, ce bâtiment est élevé sur galerie et sous-sol d'isolement d'un rez-de-chaussée, de deux étages carrés et d'un étage légèrement mansardé pour le personnel. Dans ces conditions, le prix de revient par mètre superficiel et par étage ne dépasserait pas 70 francs.

Bien qu'en un remarquable rapport, présenté à la Commission du sanatorium des postes et télégraphes, M. Gory, inspecteur principal de l'Administration de l'Assistance publique, ait, avec sa compétence indiscutable, et d'accord du reste avec les autorités scientifiques et médicales les plus qualifiées, maintenu la presque totalité des conditions spéciales du programme d'Angicourt, et qu'il estime en conséquence le prix de revient par lit à 6.000 ou 7.000 francs (terrain et mobilier non compris) pour un établissement de 200 lits ; si, comme il semble résulter des tendances actuelles, les données des sanatoriums pour tuberculeux et indigents viennent à être considérablement simplifiées, on pourra, sur des terrains ne présentant aucune difficulté spéciale, acquis dans de bonnes conditions, et pour des établissements de 400 lits au minimum, arriver à un prix de revient de 4.500 à 5.000 francs, terrain et mobilier compris.

L'Administration de l'Assistance publique ne pouvait arriver à semblable résultat, étant données les conditions toutes spéciales du programme complexe qu'elle s'est efforcée de réaliser intégralement, quelque onéreux qu'il ait pu lui paraître dès le début.— M. Belouet, architecte.

Directeur : M. MONNIER ; médecin en chef : M. le docteur KUSS ; médecin assistant : M. le docteur DÉCOBERT ; pharmacie : M. LOBSTEIN, assistant, chef du laboratoire de bactériologie. — 11 surveillants ou surveillantes, 3 infirmiers ou infirmières, 30 garçons ou filles de service ; 13 agents du personnel ouvrier sont nécessaires à l'usine, au jardinage, à la buanderie, etc.

Personnel et malades

Les malades sont au nombre de 148, répartis entre des chambres de 1, 2, 3, 5 et 8 lits.

MOUVEMENT DE LA POPULATION

ANNÉES	ENTRÉES	SORTIES	DÉCÈS
1901	36	3	1
1902	239	129	5
1903	218	213	4
1904	218	213	2
1905	239	233	0

Le sanatorium d'Angicourt qui a pris récemment, par un hommage mérité, le nom du grand savant Villemin, est placé dans une situation qui avait frappé dès l'origine les membres du Conseil de surveillance, lorsque, en 1892, M. E. Ferry, membre de ce Conseil, signalait la propriété de Verderonne, ainsi que le Conseil municipal qui approuva le projet le 12 juillet 1894, sur le rapport de M. P. Strauss. « Si, en vérité, écrivait dans le *Temps* un ancien fonctionnaire de l'Administration, le charme des aspects peut être compté comme facteur efficace dans le traitement des malades, le sanatorium d'Angicourt fera merveille avec les vagues de verdure qui viennent déferler à ses pieds, notre petite église (l'église d'Angicourt) toute proche, qui plonge ses vieux contreforts dans les frondaisons neuves et luxuriantes de la vallée et le fin bleu de ses horizons lointains. »

Régime intérieur et administration

La direction de la cure pour tout ce qui concerne le traitement, la discipline, la durée du séjour, appartient au médecin en chef, avec un assistant ; la direction administrative, le personnel, la cuisine relèvent du directeur.

Les menus sont établis par le médecin en chef et comportent chaque jour :

A 8 heures, petit déjeuner : lait et œufs ; à 11 heures, déjeuner : 1 hors d'œuvre, 1 plat de viande, 1 plat de légumes, 1 dessert ; à 3 heures, goûter : lait au thé ; à 6 heures, dîner : 1 soupe ou potage, 1 plat de viande, 1 plat de légumes, 1 dessert.

A ce menu, qui constitue la normale de l'alimentation, viennent s'ajouter les prescriptions supplémentaires de toutes sortes : lait, beurre, œufs, etc.

Sauf le pain et le lait, les vivres sont fournis par les établissements généraux de l'Assistance. Le Magasin et la Cave expédient une fois par mois, l'Approvisionnement des Halles, trois fois par semaine et la Boucherie chaque jour.

L'admission a lieu sans autre formalité administrative qu'une enquête sur le domicile de secours et les conditions d'indigence du postulant. Le sanatorium est en effet réservé aux seuls indigents et nécessiteux parisiens ayant dépassé leur seizième année. Il ne reçoit que des

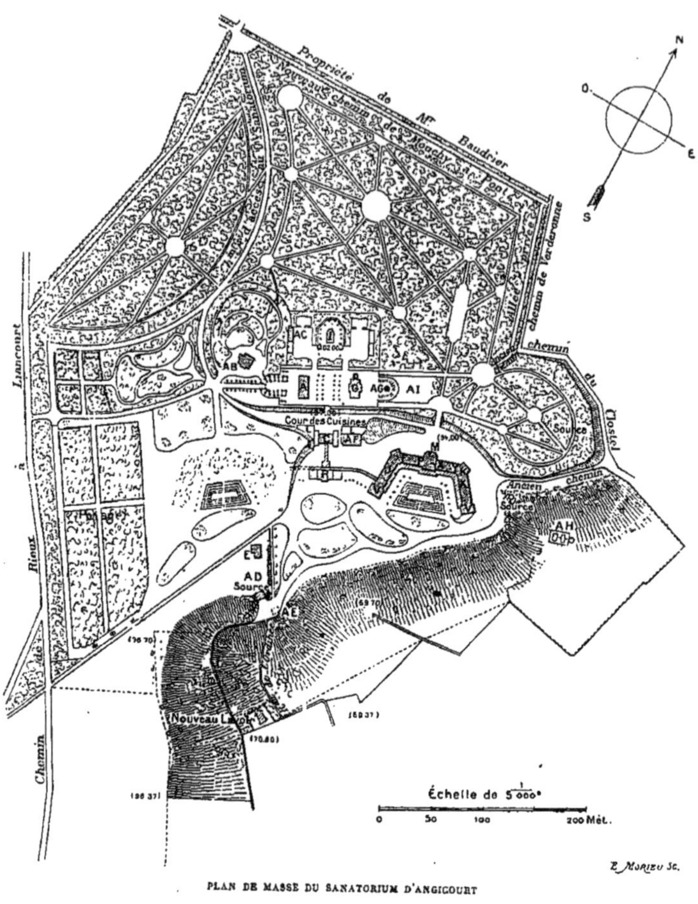

PLAN DE MASSE DU SANATORIUM D'ANGICOURT

REZ-DE-CHAUSSÉE

A Administration.
C Cuisine.
E Pavillon du personnel.
G Buanderie.
I Service des morts.
L Chantier.

M Pavillon des malades.
R Réfectoire.
U Étuve.
AB Pavillon du médecin.
AC Écuries et remises.
AD Source
AE Réserve d'eau.
AF Machines.
AG Réservoir.

AH Épandage.
AI Caves.

Aux premier, deuxième et troisième étages sont des logements pour le personnel et des lits pour les malades.

hommes. Lorsque le dossier administratif est constitué, s'il est établi que le candidat remplit les conditions indiquées ci-dessus, il est d'abord examiné par le médecin en chef du sanatorium ; puis, s'il y a lieu, il est appelé devant une Commission médicale spéciale chargée de présenter la liste des malades définitivement jugés susceptibles d'être envoyés à Angicourt.

Seules peuvent être acceptées les personnes qui offrent des garanties suffisantes de curabilité et pour lesquelles on peut espérer obtenir un résultat utile et durable. L'admission est refusée à tout malade atteint de la tuberculose laryngée, ou présentant de l'albumine ou du sucre dans les urines, des manifestations actuelles de tuberculose cavitaire, des lésions du cœur et du péricarde.

Dans ces conditions, et pour éviter aux candidats de trop nombreux déplacements, il est bon de les munir d'un dossier médical destiné à être joint à la demande.

La Commission médicale, composée d'un membre du Conseil de surveillance, de plusieurs médecins des hôpitaux, du médecin en chef du sanatorium, siège à l'hôpital Lariboisière. Les malades classés en rang utile sont admis sans délai. Les malades, acceptés par la Commission en seconde ligne, entrent au sanatorium au fur et à mesure qu'il se présente des places disponibles. Quant aux malades non susceptibles de bénéficier d'un séjour à Angicourt, leur situation est signalée à l'hôpital parisien de leur circonscription qui les admet ou les reçoit régulièrement à sa consultation.

Pendant le séjour des malades au sanatorium, leurs familles peuvent recevoir, sur un crédit spécial, des secours destinés à suppléer l'aide que leur donnait le malade. A sa sortie, le malade est lui-même largement secouru.

L'admission n'est rendue définitive qu'au bout d'une période d'observation d'un mois au sanatorium ; à ce moment le médecin en chef classe les malades dans l'un des groupes suivants :

1° Malades en poussée aiguë ou subaiguë de tuberculose ; 2° malades présentant une complication grave ; 3° malades pour lesquels on ne peut espérer qu'une amélioration illusoire ; 4° non tuberculeux.

Les malades de ces quatre catégories ne sont pas conservés au sanatorium.

5° Malades auxquels la cure de sanatorium paraît devoir être très utile.

Pour ces derniers, en se plaçant au point de vue du bénéfice social à réaliser, et de la réaptitude au travail :

Le succès est probable : catégorie A. Le succès est douteux : catégorie B. Le succès est improbable : catégorie C.

Les malades classés A sont conservés au sanatorium ; les malades classés B ou C ne sont, en principe, mis en traitement que si le nombre des places disponibles est suffisant.

Les malades A sont représentés par des tuberculeux atteints de formes scléreuses et par des sujets porteurs de lésions fibro-caséeuses apyrétiques au stade I et au stade II de la division de Turban.

Les malades B comprennent, soit des malades au stade III de Turban, à tendance nettement favorable, soit des tuberculeux porteurs de lésions relativement peu étendues dont le pronostic est aggravé par des éléments superposés de diverses natures.

Les malades C sont tous les malades plus gravement touchés que les malades B.

Durée du traitement. — La durée du traitement n'est limitée par aucun règlement ; les malades peuvent être conservés au sanatorium tout le temps nécessaire pour le rétablissement de la santé, lorsque l'évolution de la maladie montre : 1° qu'ils bénéficient réellement de la cure sanatoriale ; 2° qu'ils seront vraisemblablement capables de reprendre leur travail d'une manière durable.

Signalons le rôle éducateur du sanatorium et son importance sociale.

« Le sujet qui a passé par le sanatorium, écrivait M. le docteur Kuss, se soigne beaucoup mieux qu'auparavant; on est surpris de voir, chez les entrants à Angicourt, combien d'aggravations ont été dues aux imprudences que les tuberculeux commettent tous les jours, tout en croyant se soigner très attentivement; il est de règle que les malades ayant quitté leur travail depuis plusieurs mois pour enrayer leur tuberculose ont gaspillé sans résultat leur temps et leur argent à une période où l'orientation du traitement pouvait exercer sur la marche ultérieure de la maladie une influence

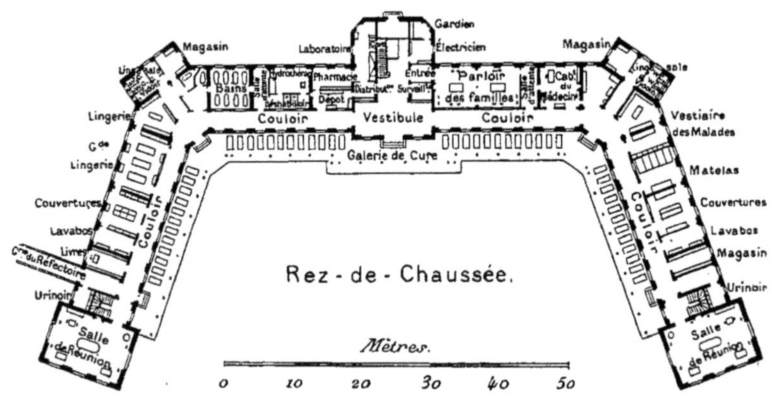

définitive; c'est en arrivant au sanatorium que le tuberculeux commence à faire son éducation antituberculeuse.

« De plus, au sanatorium, il apprend à connaître la gravité de la maladie, sa très grande lenteur de guérison; il voit les précautions minutieuses qu'on lui impose; il assiste aux incidents et rechutes qui viennent frapper ses camarades négligents; il emporte donc du sanatorium la crainte de la tuberculose; vite combattue par l'insouciance naturelle à tous les hommes qui côtoient un danger permanent, elle sert de contrepoids à la négligence et n'affecte guère le moral du malade, exception faite des névrosés et des hypocondriaques; cette crainte de la tuberculose est nécessaire; bien des malades sont venus spontanément me dire le tort causé chez eux par l'idée de facile curabilité; on ne se garde pas assez sérieusement lorsqu'on s'imagine que quelques mois de sanatorium suffisent pour amener une guérison définitive.

« Le sortant du sanatorium populaire, malgré l'éducation qu'il a reçue, ne reste pas inoffensif quant à la contagion; bien souvent il continue à disséminer ses germes virulents; il ne conserve pas, dans la classe ouvrière, l'habitude du crachoir de poche, mais la responsabilité en incombe en grande partie au milieu dans lequel il vit; il n'ose pas se servir d'un crachoir parce qu'il a peur d'être mis à l'index et traité comme un paria : il sait que son patron le renverra s'il attire l'attention sur sa tuberculose;

aussi renonce-t-il au crachoir révélateur. Par contre, chez lui, dans sa famille, sauf exception, il se surveille et il évite la contamination de son entourage.

« L'étude des résultats immédiats et des résultats éloignés, 1 et 2 ans après la sortie des malades, démontre que dans un sanatorium populaire fonctionnant bien, et dans les limites indiquées, le bénéfice social dû à la cure est parfaitement réel. Le résultat n'est atteint que si l'on exerce, à l'entrée des malades et dans le cours du traitement, une sélection rigoureuse au point de vue psychique, au point de vue social et au point de vue médical. »

SANATORIUM VILLEMIN, A ANGICOURT

DÉSIGNATION	1901 (1)	1902
Dépenses	269.537 fr. 72	262.854 fr. 48
Journées	33.867	49.568
Prix moyen de la journée	7 fr. 9587	5 fr. 3029
Durée moyenne du séjour	254 jours 63	228 jours 83
Dépense moyenne du traitement de chaque administré	2.026 fr. 22	»
Nombre moyen de lits occupés pendant l'année	93 lits	136 lits
Dépense moyenne de chaque lit	2.898 fr. 25	1.932 fr. 75

Bibliographie Rapports de M. le docteur Kuss sur les résultats obtenus (1er rapport d'octobre 1900 à 1902, Paris, 1902; 2e rapport, 1904). — Belouet, notice extraite de *la Revue d'hygiène et de police sanitaire*, mai 1901; Masson, éditeur. — Kuss, Résultats obtenus à Angicourt, *Bulletin médical*, Paris, 1903, nos 10 et 11. — Docteur J. Noir, Une visite au sanatorium d'Angicourt, *Progrès médical*, Paris, 23 mai 1903, page 379.

(1) En 1900, l'établissement n'a pas fonctionné.

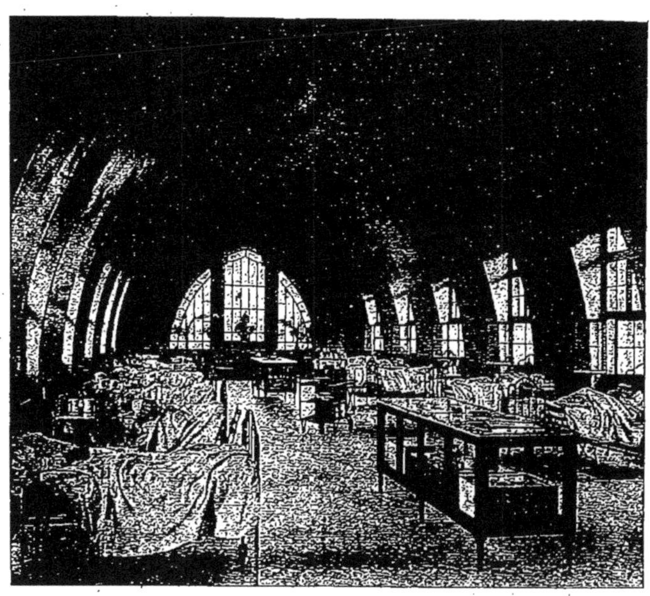

Hôpital Boucicaut

Service de M. le docteur Letulle

Nombre de lits : 69

Situation

Situé à Paris, rue de la Convention, 62 (XVe arr.), l'hôpital Boucicaut occupe, au milieu de l'un des quartiers les plus populeux, une surface de 30.000 mètres carrés ; dans un vaste quadrilatère limité par 4 rues, sont répartis des pavillons à rez-de-chaussée couvrant à peine 8.000 mètres carrés et comprenant 262 lits, dont 100 lits de médecine (63 hommes, 37 femmes), 92 lits de chirurgie et 45 lits de maternité (avec 25 berceaux).

Origine

Mme Ve Boucicaut, en instituant l'Assistance publique sa légataire universelle, le 8 décembre 1887, décidait que, si l'émolument disponible du legs atteignait 8 millions, l'Assistance publique serait tenue à construire un hôpital. Bien que la somme réalisée fût inférieure, l'Administration exécuta les volontés de la bienfaitrice en créant à Grenelle un hôpital pour lequel elle mit au concours l'avant-projet en 1892. En octobre 1894, sous la direction de MM. Legros père et fils, architectes primés, les chantiers étaient ouverts dans le vaste terrain isolé par les rues de Lourmel, Lacordaire, des Cévennes et de la Convention. L'hôpital Boucicaut fut inauguré, le 1er décembre 1897, par M. Félix Faure, Président de la République.

M. LONGEPIERRE, directeur. Service de médecine : M. le docteur LETULLE, chef de service (à Boucicaut depuis le 22 novembre 1897). Internes en médecine : 4 (M. Verliac, service de M. le docteur Letulle) ; en pharmacie : 2 ; externes : 23 ; sages-femmes internes : 3. Laboratoire de bactériologie : M. le docteur Schœfer, chef, ancien interne. En 1904, il a été donné 27.000 consultations, dont 5.779 en médecine et 10.589 en chirurgie. — Suivant les volontés de la testatrice, l'hôpital est desservi par les religieuses augustines et comprend 7 religieuses et 2 laïques surveillantes en chef, 18 infirmières, 3 panseurs, 3 infirmiers (personnel soignant) ; 3 religieuses, 6 surveillants et surveillantes (services généraux), 23 garçons de service, 26 filles de service.

Personnel

Médecine : salles Jean-Petit, 33 hommes ; Villemin, 28 hommes ; Sainte-Marguerite, 17 femmes ; Davilliers, 18 femmes ; Michel-Mœring, 2 hommes et 2 femmes. Le cube d'air varie de 45 à 55 m. cubes suivant le nombre de brancards. En 1904, il est entré 4.349 malades ; sortis 3.893 ; décès 413. Le nombre des journées de malades est passé de 90.000 en 1900 à 114.000

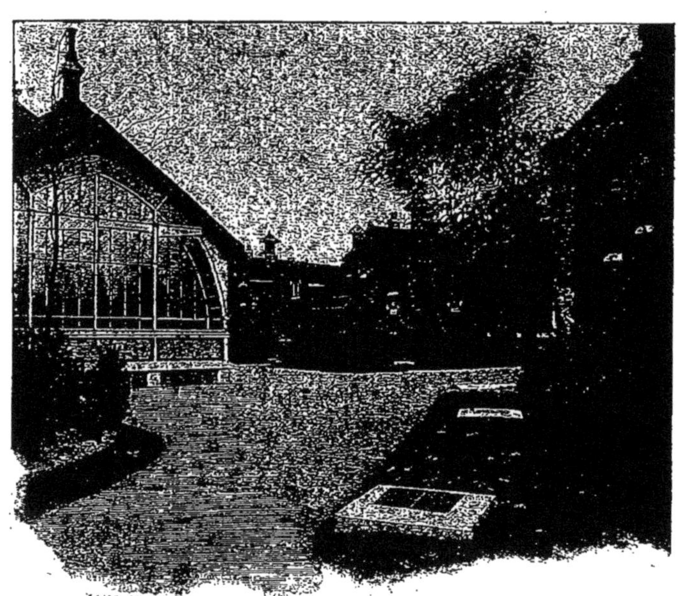

en 1904, pour l'ensemble de l'hôpital ; pour le service de M. le docteur Letulle, de 38.000 en 1900 à 60.000 en 1903 et 58.000 en 1904. Le service spécial du docteur Letulle a été établi dès l'origine ; d'abord implicitement reconnu (lettre de service du 28 décembre 1898), il a reçu la consécration officielle de l'autonomie et du droit du chef de service de recruter ses malades (Conseil de surveillance, 9 jan-

Service de malades

vier 1902). La Commission de la tuberculose, en 1896, avait d'ailleurs fait état des 32 lits primitivement prévus pour être spécialisés.

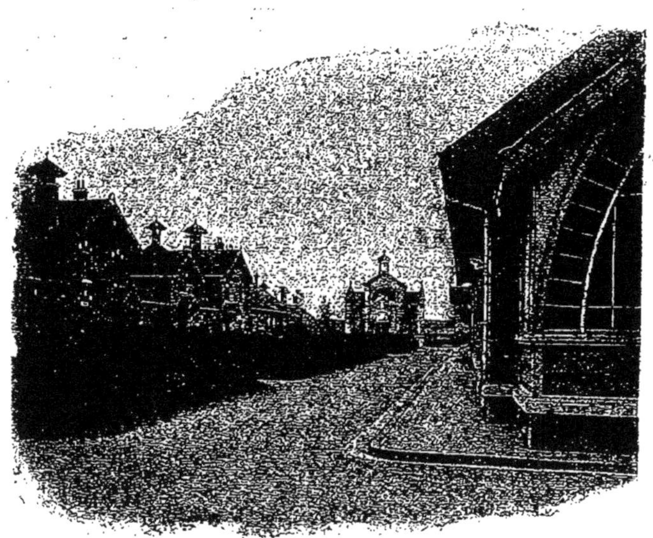

MOUVEMENT GÉNÉRAL DU SERVICE DE MÉDECINE (DOCTEUR LETULLE)

ANNÉES	ENTRÉES		TOTAL	DÉCÈS		TOTAL	TOTAL des journées de médecine
	tuberculeux	non tuberculeux		par tuberculose	non tuberculose		
1897-1898	218	519	737	84	80	164	24.518
1899	253	601	854	88	82	170	27.642
1900	283	673	956	120	94	214	30.388
1901	357	793	1.150	150	102	252	41.570
1902	274	826	1.100	129	143	272	43.770
1903	371	825	1.196	157	98	255	50.086
1904	406	964	1.370	161	131	292	50.896
1905 (1er semestre)	241	409	650	81	74	155	»
91 mois	2.403	5.610	8.013	970	804	1.774	268.870

MOUVEMENT DES MALADES TUBERCULEUX
(46 lits budgétaires, 69 lits occupés constamment).

ANNÉES	ENTRÉES		TOTAL	DÉCÈS		TOTAL
	H.	F.		H.	F.	
1897 (nov.-déc.) **1898**	136	82	218	58	26	84
1899	167	86	253	54	34	88
1900	176	107	283	76	44	120
1901	140	217	357	98	52	150
1902	229	45	274	101	28	129
1903	223	148	371	98	59	157
1904	251	155	406	111	50	161
1905 (1er semestre)	152	89	241	51	30	81
91 mois	1.474	929	2.403	647	323	970

1.474 hommes donnent 647 décès ; 929 femmes donnent 323 décès. Au total, 2.403 donnent 970 décès.

Les pavillons ont été orientés de l'est à l'ouest, le pavillon de l'administration et des consultations étant en façade sur la rue de la Convention, les quatre pavillons de malades disposés parallèlement et les services généraux au fond du terrain, reliés par un vaste souterrain aux divers bâtiments, la cuisine au centre et en avant, la maternité étant isolée à l'angle des rues Lacordaire et des Cévennes. Chacun des pavillons n'a qu'un rez-de-chaussée, sous une voûte ogivale d'une hauteur de 6 mètres et d'une largeur au pied de 9 mètres. Les fenêtres s'ouvrent à 3 hauteurs différentes. A chaque salle sont annexées, au 1er étage, 2 chambres, réservées aux employés du Bon Marché. Chaque salle comporte, en outre des annexes ordinaires, un réfectoire pour les malades et un jardin d'hiver avec une verrière qui permet de donner un aspect plus gai à la salle des malades.

Constructions et travaux

Le service de la consultation comporte tous les moyens nécessaires pour donner aux malades les soins de propreté désirables avant leur entrée : ils quittent leurs vêtements, prennent un bain, une douche, ou reçoivent simplement un lavage général et prennent les vêtements et le linge de l'hôpital. A leur sortie, leurs vêtements personnels leur sont restitués après désinfection. Signalons qu'à Boucicaut cette opération est faite avec le plus grand soin et que les vêtements n'ont pas à en souffrir. Le

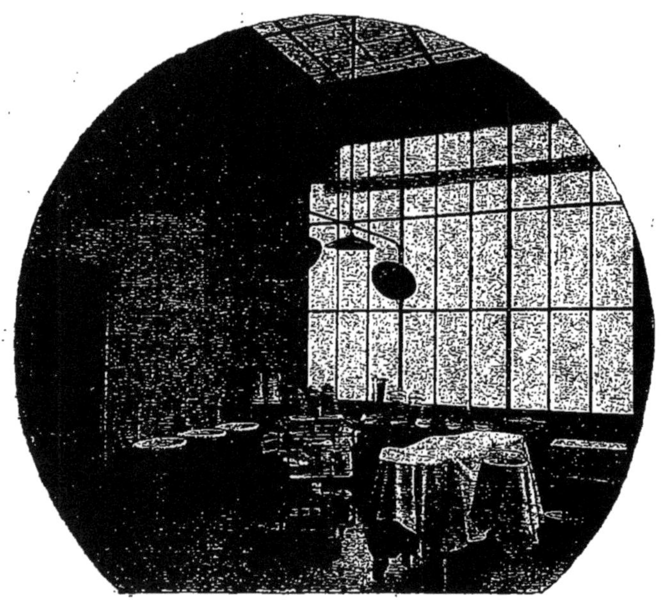

mobilier comporte tous les perfectionnements en usage et la désinfection peut être assurée dans la plus large mesure. Le coût de l'hôpital a été de 4.280.471 francs. — MM. Legros père et fils, architectes.

Le chauffage est assuré par la vapeur à haute pression et des radiateurs, et est unique pour tout l'établissement ; la ventilation naturelle est suffisante et peut être activée par un système de brûleurs à gaz ; l'électricité est fournie par une petite usine de 3 dynamos ; une buanderie fonctionne également à l'usine.

L'étuvage se fait à Boucicaut dans des conditions particulièrement satisfaisantes, tant au point de vue de l'asepsie qu'au point de vue de la conservation des objets. Les vêtements qui sortent de l'étuve ont l'aspect des vêtements ayant passé en teinturerie ; les matelas sont aussi moelleux qu'à l'ouverture de l'hôpital (1897).

L'Administration projette la création à Boucicaut, en outre d'un service de bains externes qui rendrait les plus grands services, d'un pavillon de 60 lits pour le service de médecine. — M. Belouet, architecte.

Le service des tuberculeux de M. le docteur Letulle, qui comprend 46 lits

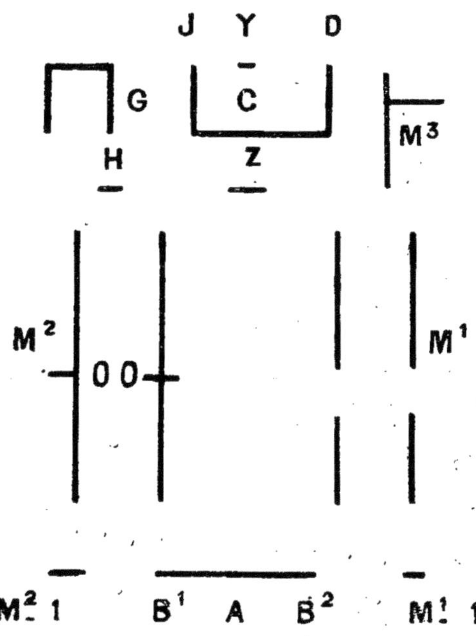

budgétaires (salle Villemin 28 hommes, salle Davilliers 18 femmes), jouit de l'autonomie et le recrutement se fait en dehors des circonscriptions par l'examen et le choix du chef de service. En réalité, ce service comprend avec les brancards 69 lits continuellement occupés. Dans le jardin de ces pavillons sont aménagés, depuis 1900, des abris permettant la cure d'air. Les tuberculeux ont à leur disposition, grâce à l'obligeance du chef de service, une bibliothèque et des jeux variés.

Régime intérieur et administration

Les tuberculeux jouissent d'un régime alimentaire spécial :

Le matin, à 5 h. 1/2, thé ; à 7 h. 1/2, soupe ; à 9 heures, poudre de viande ; à 11 heures, 1 plat de viande, 1 plat de légumes, 1 plat de charcuterie ou poisson ou œufs (café jeudi et dimanche) ; à 3 heures, goûter facultatif ;

à 5 heures, soupe ou potage de viande crue, 1 plat de viande, 1 plat de légumes, 1 dessert. Boisson : lait et bière.

Il a été calculé que ce régime spécial comporte un supplément de 1 fr. 05 par jour et par malade.

Signalons un laboratoire de physiologie pathologique installé sous la direction de M. le docteur Letulle par Mlle Pompilian, docteur en médecine, en vue de l'analyse de l'air respiré, etc. Des appareils importants ont été construits spécialement à cet effet, mais ce laboratoire n'en est encore qu'à la période d'expériences préliminaires.

Par les soins du docteur Letulle, une chambre de radioscopie a été établie dans le sous-sol du pavillon dit des douteux.

PRIX DE JOURNÉE A L'HOPITAL BOUCICAUT

	1901	1902	1903
	—	—	—
Administration	0,1065	0,0993	0,1043
Réparations de bâtiments	0,2479	0,2929	0,2151
Traitement des malades	1,6615	1,4704	1,4618
Nourriture	1,1903	1,1581	1,2530
Chauffage et éclairage	1,2446	1,1384	0,9016
Matériel	0,5542	0,5173	0,5849
Accessoires	0,3941	0,4266	0,4092
Total	5,3991	5,1030	4,9299

254 lits budgétaires au budget de 1905, actuellement 262 (agrandissement du pavillon d'isolement de la maternité).

Budget des dépenses : 493.943 francs (1).

Bibliographie

Notice sur l'hôpital Boucicaut, 1898. — Gebrack, *Pneumothorax.* — Sequer, *le Cœur des tuberculeux.* — Le Breton, *l'Actinomycose.* — Steiner, *Gommes syphilitiques du foie.* — Pichard, *Pneumographie dans la pathologie pulmonaire.* — — Lesieur, *l'Appendice des tuberculeux.* — Escomel, *les Amygdales des tuberculeux* (mémoire). — Tamayo, *le Rein des tuberculeux* (mém.). — Piérart, *Ostéomalacie sénile.* — Bergeron, *le Bacille de Koch dans le sang.* — G. Trouvé, *Tubercules de guérison.* — H. Grillot, *le Sanatorium populaire français.* — Pierhugues, *Hospitalisation des tuberculeux.* — Docteur Letulle, *la Pratique des autopsies* (Masson, éditeur).

(1) Voir également les statistiques et vues qui ont pris place à l'Exposition du Congrès au Grand Palais. — *Légende du plan :* M[1], service de médecine ; M[2], service de chirurgie (O, salles d'opérations) ; M[3], maternité ; A, B[1], B[2], administration, consultations ; C, cuisine ; G, usine ; Z, pavillon du Bon Marché.

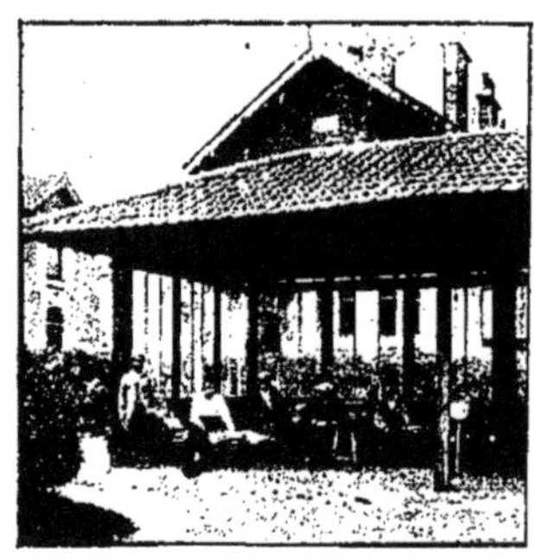

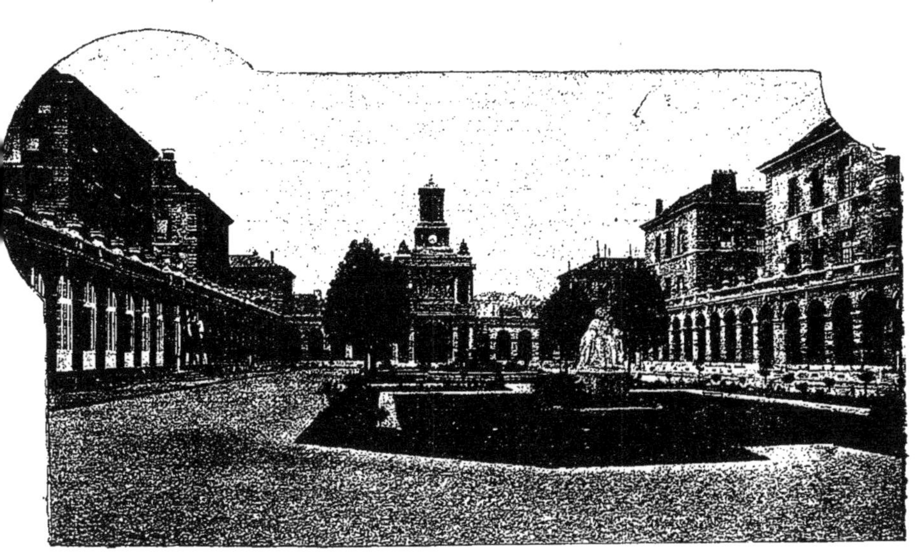

Hôpital Lariboisière

2, rue Ambroise-Paré

Nombre de lits : 990
(avec les brancards : 1.300)

Quadrilatère formé par les rues Ambroise-Paré, de Maubeuge, Guy-Patin et le boulevard de la Chapelle. 54.872 m. q. 82 dont 15.734 m. q. 17 pour la surface des bâtiments. Les constructions en cours de nouveaux services couvriront environ 2.000 mètres carrés. — Directeur : M. René Faure. — 5 médecins, 4 chirurgiens, 1 oto-rhino-laryngologiste, 1 ophtalmologiste, 1 accoucheur, 1 médecin consultant, 2 chirurgiens consultants, 1 pharmacien, 21 internes en médecine, 11 internes en pharmacie, 81 externes, 5 sages-femmes, 1 dentiste, 1 chef de laboratoire d'électrothérapie, 1 chef de laboratoire de radiographie, soit 137 personnes. — 62 surveillants et surveillantes, 1 garçon d'amphithéâtre, 9 panseurs et panseuses, 96 infirmiers et infirmières, 144 garçons de service, 3 mécaniciens.

Situation
Personnel

Services de MM. les docteurs Landrieux, Tapret, Legendre, Brault, Galliard. — L'Administration s'efforçait de réaliser l'isolement des tuberculeux, isolement dont le principe avait été admis par la Commission de la tuberculose. Des services spéciaux étaient projetés ; mais, en attendant leur mise en service, il fut décidé qu'on installerait, dans certains hôpitaux, des pavillons ou des salles spéciales destinées aux phtisiques.

Cette solution avait pour but de ne pas laisser de tuberculeux dans les salles d'aigus, de donner aux tuberculeux dans ces services spéciaux des soins mieux assurés, d'éviter la création d'établissements spéciaux qui auraient pu effrayer et par suite éloigner les malades et enfin d'obtenir le désencombrement des salles d'aigus.

L'isolement des tuberculeux à l'hôpital Lariboisière

Toutes ces espérances n'ont peut-être pas été réalisées, mais ce système, appliqué à l'hôpital Lariboisière, n'en a pas moins donné quelques résultats.

Le 25 décembre 1897, quatre salles ont été inaugurées à Lariboisière, pour l'isolement des tuberbuleux : deux pour les hommes (Rabelais et Grisolle), deux pour les femmes (Langle et Louis).

Ces salles ont été prises dans les pavillons extérieurs du côté droit et du côté gauche ; les deux salles d'un même pavillon sont superposées ; en outre il existe, au rez-de-chaussée, une troisième salle, affectée à la chirurgie générale.

Ces trois salles sont reliées par le même escalier ; celle du 1er étage communique par son palier à une large terrasse qui fait le tour de la cour d'honneur ; quant à la salle du haut, elle est le point terminus de l'escalier et ne possède pas de terrasse. Chaque pavillon est situé entre deux autres.

L'isolement n'est donc pas absolu, mais il est, toutefois, suffisant pour soumettre les malades aux règles de l'antisepsie médicale.

Les avantages de cette organisation sont les suivants :

1° Isolement presque total des malades ;

2° Possibilité de les soumettre à un régime spécial de suralimentation ;

3° Recueil et désinfection des crachats ;

4° Désinfection de *tous les objets* à l'usage des malades ;

5° Mobilier spécial ;

6° Habillement spécial ;

7° Utilisation d'un personnel spécial ;

8° Mesures de protection en faveur de ce personnel (1).

Chacun des deux pavillons consacrés à l'isolement possède, comme nous l'avons dit, deux étages pour les tuberculeux. Chaque étage comprend une grande salle, le cabinet de la surveillante et une office.

La salle a 38 mètres de longueur sur 5 m. 21 de hauteur et 8 m. 19 de largeur. Elle contient 36 lits, ce qui donne à chaque malade un cube d'air de 45 mètres cubes. — Une double porte vitrée y donne accès.

Au fond de la salle, les deux derniers lits de chaque côté sont enfermés dans des boxes.

Les fenêtres s'ouvrent à deux hauteurs ; le jour on ouvre les grandes fenêtres, et la nuit les vasistas. Entre chaque fenêtre se trouvent deux lits.

Les *murs* sont recouverts de peinture vernissée ; le sol est en grès cérame ; d'où ni balayage ni époussetage, mais uniquement du lavage au faubert humide.

---

(1) L'Administration a exposé, dans une salle du Grand Palais, le mobilier et l'installation de ces services de Lariboisière.

L'*éclairage* se fait à l'électricité, avec lampes spéciales en verre bleu pour la nuit.

Le *chauffage* est obtenu par la vapeur fournie par les générateurs ; des radiateurs sont disposés dans les entre-fenêtres.

Après la grande salle, à l'extrémité du pavillon, se trouve un corridor conduisant d'un côté à une *salle d'isolement* de deux lits, et l'autre aux *water-closets* et à une *chambre de stérilisation de crachoirs.*

Les *water-closets* sont très confortables et largement fournis d'eau ; dans les services de femmes il existe en outre un bidet à injections.

A côté, dans une petite pièce, se trouve l'étuve pour stériliser les crachoirs ; ce stérilisateur, modèle Thoinot, permet de porter la température à 115°, et pendant 20 minutes on laisse les crachoirs sous l'action de la vapeur. Deux ou trois tournées suffisent pour stériliser les crachoirs d'une salle. Un nouveau modèle de crachoir à « chasse d'eau » est appelé à remplacer le dernier modèle. Un essai en a été fait, qui a donné les meilleurs résultats.

Les services de tuberculeux sont dotés d'un matériel spécial, verres, fourchettes, cuillers, couteaux ; tous ces objets sont stérilisés. Les malades y reçoivent également des vêtements spéciaux, capotes, camisoles, bas, espadrilles, qui sont toujours soumis à la stérilisation. Il en est de même des objets de literie et du linge. Un employé *sanitaire* est attaché à chaque service, qui s'occupe uniquement de la désinfection.

Le personnel attaché au service des tuberculeux est vêtu de blouses antiseptiques. Il est logé dans des chambres-boxes où il n'est pas en contact avec le reste du personnel.

Les malades tuberculeux, placés dans les services spéciaux, sont soumis au régime de la suralimentation.

Par suite des grands travaux, des modifications importantes ont été apportées dans ces services qui n'ont plus conservé leur autonomie. L'hôpital Lariboisière est d'ailleurs actuellement en complète transformation et la plupart de ses services sont modifiés.

Asile de la Ville de Paris

Nombre de lits : 1.800

Compris dans le plan de campagne des grands travaux hospitaliers pour une somme de 6.700.000 francs, cet établissement qui est à construire et qui doit recevoir les tuberculeux des deux sexes, à tous les degrés de la maladie, comprendra environ 1.800 lits. Le choix de l'emplacement n'a pas été encore arrêté et aucun projet définitif n'a été établi. Le Conseil municipal est actuellement saisi des divers projets. — M. Belouet, architecte.

Dispensaires antituberculeux

Rue Omer-Talon, rue Bobillot

De ces 2 dispensaires, seule la construction du dispensaire de la rue Omer-Talon est actuellement terminée; il va être prochainement mis en service. — M. Rochet, architecte.

Le rôle et le programme du dispensaire antituberculeux a été tracé ainsi qu'il suit (communication du Directeur de l'Administration au Conseil de surveillance, 20 février 1902):

Le dispensaire comportera: 1° un service journalier de consultations médicales; 2° un service de visites à domicile en vue de donner sur place aux malades et à leurs familles les conseils d'hygiène et de prophylaxie nécessaires; 3° un service de désinfection des locaux d'habitation des malades et de blanchissage du linge à leur usage et à celui de leurs familles.

Pour répondre à ce triple objet, il y a lieu d'attacher à chacun des deux dispensaires: un personnel médical, chargé des consultations, et un personnel auxiliaire pour le service intérieur (entretien des locaux et du matériel, tenue des écritures, blanchissage du linge) et pour le service extérieur (visites et désinfection à domicile).

Personnel

Le personnel comprendra pour chaque dispensaire : 1° un médecin, directeur du service médical, qui procédera à l'examen des malades admis au traitement du dispensaire; 2° deux médecins adjoints et, comme personnel auxiliaire, un ménage, mari et femme. Le mari remplira le rôle important de visiteur ou enquêteur. Il sera spécialement instruit en vue de sa charge. Il fera une première visite aux malades le jour même ou le lendemain du jour où ceux-ci se seront présentés pour la première fois au dispensaire. Il n'aura pas à s'enquérir des ressources des malades, en tant tout au moins qu'il s'agira de savoir si ceux-ci sont aptes ou non à participer au bénéfice gratuit des soins du dispensaire, les enquêtes nécessaires à ce point de vue pouvant être confiées au personnel des visiteurs ordinaires de l'Administration.

Son intervention se bornera à prendre les renseignements utiles au traitement, à faire les premières recommandations sanitaires, et à remplir le bulletin d'enquête (questionnaire en usage au dispensaire de Lille). Il devra ensuite visiter les malades admis au traitement une fois par semaine ou par quinzaine, et en arrivant à l'improviste. Il commentera, dans ses visites, l'instruction-guide de l'éducation antituberculeuse qui aura été remise aux malades; il les instruira, ainsi que leur entourage, des précautions à prendre. Son langage rassurant et famillier devra être celui d'un confident et d'un ami. Il sera en outre chargé, avec sa femme, de la tenue matérielle et des soins de propreté du dispensaire, ainsi que du blanchissage du linge une ou deux fois par semaine. La femme, outre ce travail commun avec son mari, recevra les malades consultants. Elle préparera les fiches d'admission par l'indication des nom, prénoms, adresse et profession. Elle remettra aux malades les objets qu'ils devront emporter, ci-après indiqués.

Le mari et la femme recevraient ensemble un traitement fixé au début à 2.400 francs, pouvant être porté à 3.000 francs par augmentations annuelles de 200 francs. Ils seront logés dans la pièce affectée à cet effet pour la garde du dispensaire; en outre, une indemnité de déplacement sera attribuée au mari pour le service des visites.

Les désinfections à domicile seront effectuées, sur les indications du visiteur, par un journalier, ouvrier badigeonneur, qui recevra une rémunération pour chaque désinfection.

Traitement des malades

Le consultant nouveau-venu, s'il est reconnu tuberculeux ou suspect de tuberculose, recevra un numéro d'ordre et une carte d'admission au dispensaire. Au dos de la carte sera inscrite la date à laquelle il devra se représenter à nouveau. Il lui sera remis ensuite un flacon dans lequel il devra, la veille du jour où il est convoqué, apporter ses crachats pour que l'examen bactériologique en soit fait avant l'examen médical complet qu'il aura à subir. On l'invitera, enfin, à recevoir chez lui, le jour même ou le lendemain, la visite de l'enquêteur. Il reviendra au dispensaire le jour fixé. On lui établira un dossier clinique. Ce dossier sera complété chaque mois par un nouvel examen. Chaque mois aussi il sera fait une nouvelle analyse bactériologique des crachats.

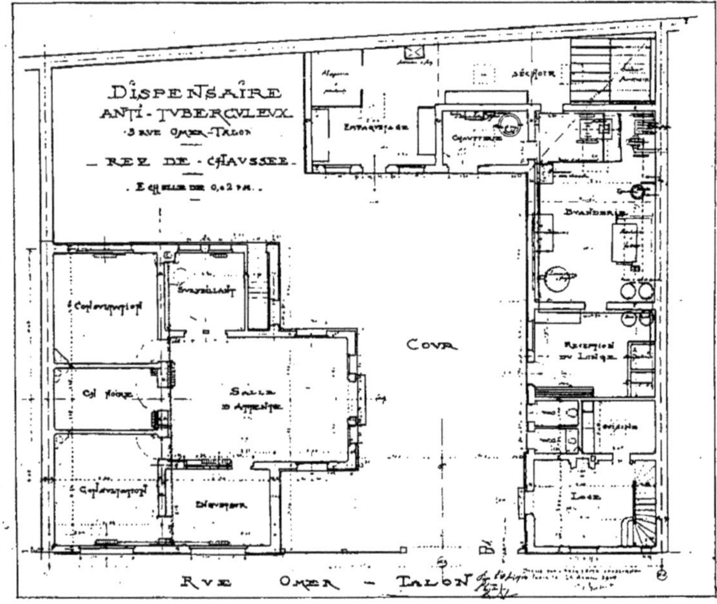

Lors du premier examen médical, il sera remis au malade admis à suivre les consultations un crachoir de poche, un crachoir de table, une solution désinfectante pour ses crachats, un sac pour le dépôt du linge sale à apporter chaque semaine au blanchissage, enfin, une instruction spéciale.

L'intervention thérapeutique n'étant pas dans le rôle du dispensaire antituberculeux, il ne sera distribué au malade que les crachoirs, les antiseptiques et le sac à linge.

Si une médication spéciale est indiquée, le malade sera renvoyé à la consultation du dispensaire de l'assistance médicale de l'arrondissement dont il dépend, qui lui délivrera une ordonnance dans les conditions ordinaires, ordonnance qui sera servie par la pharmacie du dispensaire ou les pharmaciens de ville, suivant l'arrondissement ; de même, s'il y a lieu à délivrance d'huile de foie de morue. Les dispensaires antituberculeux ne feront de la sorte aucune dépense de médicaments. Les médicaments délivrés aux malades tuberculeux seront compris dans les dépenses générales des médicaments du service de l'assistance médicale.

Les secours nécessaires aux tuberculeux en traitement seront indiqués par l'enquête à domicile. Les Bureaux de bienfaisance seront invités à assister de leur côté, sur leurs ressources propres, les tuberculeux qui leur seront signalés. Ils devront recourir à cet effet aux crédits dont ils disposent pour secours de maladie. Ils devront venir encore en aide aux tuberculeux sous la forme de secours de loyer. Ils seront en un mot chargés de l'assistance matérielle nécessaire aux tuberculeux de leur ressort.

PRÉVISION DE DÉPENSES DE FONCTIONNEMENT

Personnel médical :	
1 médecin-directeur	2.400 »
2 médecins adjoints	2.000 »
Personnel auxiliaire :	
1 visiteur (traitement moyen : 3.300, indemnité de déplacement : 300)	3.600 »
1 surveillante (traitement moyen : 2.200, indemnité de logement : 400)	2.600 »
1 ménage (mécanicien et concierge) :	
Le mari : 6 francs par jour	2.190 »
La femme	300 »
1 buandière-lingère à 3 fr. 50 par jour	1.277 50
1 badigeonneur à 5 fr. 50 par jour	2.007 50
	16.375 »
Chauffage, éclairage et menues dépenses intérieures	2.000 »
Remise d'objets aux malades	5.000 »
Blanchissage	4.000 »
Désinfection à domicile	1.500 »
	28.895 »

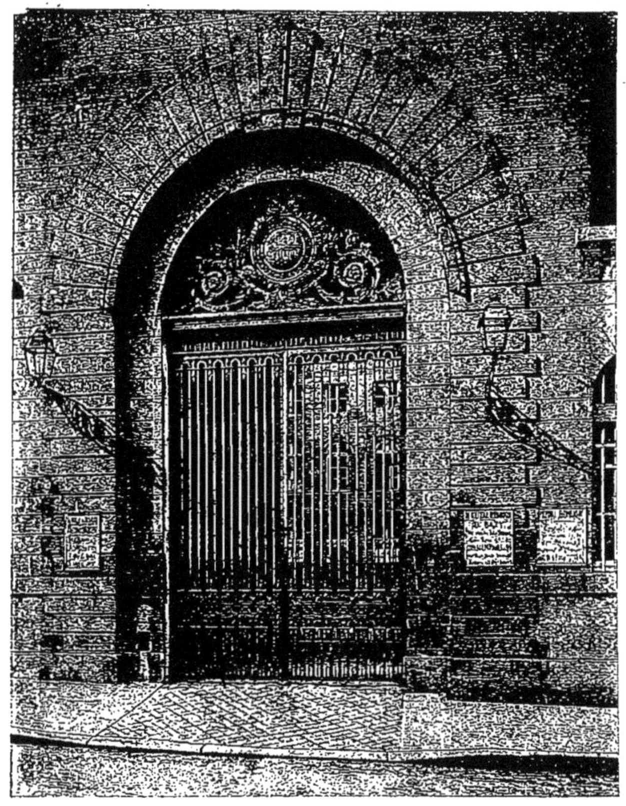

Hôpital Beaujon

108, Faubourg-Saint-Honoré

Dispensaire anti-tuberculeux

L'Administration de l'Assistance publique, désireuse de seconder les intentions de M. le docteur ROBIN, a mis à sa disposition et aménagé, à l'hôpital Beaujon, les locaux nécessaires pour l'organisation d'un dispensaire antituberculeux. Le mobilier, le linge, l'eau, le gaz, l'électricité sont fournis par l'Administration qui a également mis une infirmière au service du dispensaire. Mais ce dispensaire fonctionne entièrement sous l'autorité de M. le docteur Robin, chef de service de l'hôpital, chargé exclusivement de l'organisation du dispensaire. L'Administration reste donc étrangère au choix des personnes chargées d'assurer le service, aussi bien qu'aux questions d'admission et de traitement. Les médicaments sont payés par le dispensaire.

L'Administration s'est empressée de s'associer à une œuvre privée en lui donnant un local dans l'un de ses établissements et de faciliter, dans la plus large mesure, la réalisation du programme que s'est tracé M. le docteur Robin.

Index alphabétique

Table

Pages

Les Établissements :

Achevé d'imprimer
le XX *septembre* MDCCCCV
par les pupilles de l'Assistance publique
élèves de l'École d'Alembert
à Montévrain, près de Lagny
(Seine-et-Marne)

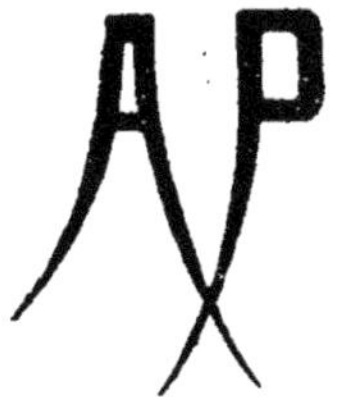

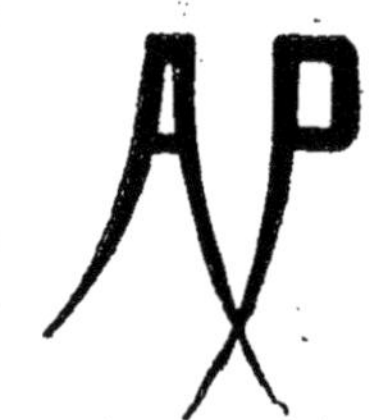

www.ingramcontent.com/pod-product-compliance
Ingram Content Group UK Ltd.
Pitfield, Milton Keynes, MK11 3LW, UK
UKHW021107200726
13857UKWH00003B/1125